Vicente Antonio Gea Caballero
Anna Natura Colomer Pérez

Entornos saludables de práctica profesional en enfermería

AF821143

Vicente Antonio Gea Caballero
Anna Natura Colomer Pérez

Entornos saludables de práctica profesional en enfermería

Revisión narrativa y crítica de Essentials of Magnetism (EOM) en distintos contextos culturales y ámbitos de actuación

PUBLICIA

Impressum / Aviso legal
Bibliografische Information der Deutschen Nationalbibliothek: Die Deutsche Nationalbibliothek verzeichnet diese Publikation in der Deutschen Nationalbibliografie; detaillierte bibliografische Daten sind im Internet über http://dnb.d-nb.de abrufbar.
Alle in diesem Buch genannten Marken und Produktnamen unterliegen warenzeichen-, marken- oder patentrechtlichem Schutz bzw. sind Warenzeichen oder eingetragene Warenzeichen der jeweiligen Inhaber. Die Wiedergabe von Marken, Produktnamen, Gebrauchsnamen, Handelsnamen, Warenbezeichnungen u.s.w. in diesem Werk berechtigt auch ohne besondere Kennzeichnung nicht zu der Annahme, dass solche Namen im Sinne der Warenzeichen- und Markenschutzgesetzgebung als frei zu betrachten wären und daher von jedermann benutzt werden dürften.

Información bibliográfica de la Deutsche Nationalbibliothek: La Deutsche Nationalbibliothek clasifica esta publicación en la Deutsche Nationalbibliografie; los datos bibliográficos detallados están disponibles en internet en http://dnb.d-nb.de.
Todos los nombres de marcas y nombres de productos mencionados en este libro están sujetos a la protección de marca comercial, marca registrada o patentes y son marcas comerciales o marcas comerciales registradas de sus respectivos propietarios. La reproducción en esta obra de nombres de marcas, nombres de productos, nombres comunes, nombres comerciales, descripciones de productos, etc., incluso sin una indicación particular, de ninguna manera debe interpretarse como que estos nombres pueden ser considerados sin limitaciones en materia de marcas y legislación de protección de marcas y, por lo tanto, ser utilizados por cualquier persona.

Coverbild / Imagen de portada: www.ingimage.com

Verlag / Editorial:
PUBLICIA
ist ein Imprint der / es una marca de
OmniScriptum GmbH & Co. KG
Bahnhofstraße 28, 66111 Saarbrücken, Deutschland / Alemania
Email / Correo Electrónico: info@editorial-publicia.com

Herstellung: siehe letzte Seite /
Publicado en: consulte la última página
ISBN: 978-3-8416-8049-5

Copyright / Propiedad literaria © 2016 OmniScriptum GmbH & Co. KG
Alle Rechte vorbehalten. / Todos los derechos reservados. Saarbrücken 2016

PREFACIO

El actual Sistema Sanitario Español, a nivel de gestión y organizativo, está experimentando sustanciales y preocupantes cambios con la incorporación de nuevos modelos de gestión sanitaria.

Las complejidades en las que se enmarcan los entornos de práctica profesional son múltiples, así como la creciente -y cada vez más especializada- demanda de los servicios sanitarios por parte de los usuarios.

Estos, y otros motivos, condicionan la idiosincrasia de la profesión enfermera en las diferentes esferas asistenciales. Por consiguiente, es todo un reto para las enfermeras supervisoras y/o gestoras implementar políticas que guíen a su personal hacia la aplicación de cuidados de enfermería de calidad. Y no solo este aspecto, sino que también sean capaces de atraer y mantener este personal altamente cualificado en sus servicios.

Los desafíos son tremendos, por ello, deben presentarse alternativas que puedan atender a las demandas que la enfermería ha estado generando en las últimas décadas. Demandas vinculadas directamente a aspectos de la praxis profesional.

Es muy probable que(y con esta motivación investigadora se aborda este análisis) el éxito radique en la capacidad de un equipo de trabajo -junto a sus órganos gestores- de crear entornos de práctica profesional saludables.

RESUMEN

Objetivos: Los Dominios del Magnetismo y sus correspondientes fuerzas magnéticas han sido ampliamente descritos por investigaciones americanas en contextos hospitalarios. Estos estudios demuestran que una de lasprincipales herramientas utilizadas para el análisis exhaustivo de los entornos de práctica profesional enfermeros (la EOM I / EOM II) puede ser transferida a otros ámbitos sanitarios y contextos socioculturales diferentes para la que fue creada. Los atributos magnéticos están presentes en diferentes ámbitos de salud y tienen adaptación transcultural.Pretendemos revisar su aplicación y evidencia a otros contextos y ámbitos no norteamericanos.

Marco Teórico: El magnetismo supone la aplicación de cuidados de enfermería de excelencia. Mejorar el cuidado es uno de los objetivos de la enfermería y de sus gestores. Para ello, es necesario medir las características de los entornos para la práctica profesional enfermera, para lo que existen diversas escalas o cuestionarios. Las más conocidas y utilizadas en todo el mundo son PES-NWI y EOM I y II. Ambas se han utilizado especialmente en ámbitos hospitalarios norteamericanos, y en diversos países (Europa, Asia), sin embargo, en atención domiciliaria y primaria se ha encontrado escasa producción científica.

Metodología: El método que utiliza este estudio es una revisión sistemática de la bibliografía encontrada en todas las bases de datos de prestigio. Se realizaron los correspondientes análisis de calidad de los estudios hallados para su inclusión o exclusión, y se procedió a lectura crítica de los trabajos seleccionados.

Resultados: La bibliografía analizada para esta revisión demuestra con sus internos y fiables estudios estadísticos que sus resultados fueron óptimos y esperables en cuanto a la transferencia de dicha escala de medición a diferentes contextos socio-políticos y culturales, así como a sus diversos ámbitos de salud.

Conclusión: La escala *Essentials of Magnetism* EOM I / EOM II es una herramienta fiable y estable que debidamente validada al contexto sociocultural y lingüístico en cuestión, produce información científica sobre los atributos de los ambientes profesionales enfermeros, así como de la calidad de los cuidados proporcionados en dicho contexto sanitario

Relevancia para la práctica clínica: La medición de los entornos para la práctica profesional existentes en las instituciones sanitarias, podrá facilitar a los gestores de las mismas optimizar los recursos al tiempo que mejoran la mayoría de los indicadores de calidad, tanto internos como externos.

Descriptores: Essentials of Magnetism, Essentials of Magnetism II Scale, Magnet Hospital, Forces of Magnetism, Primary Health Care, Home Healthcare, Public Health, Nurse Working Environment, Quality of Health Care, Nurse Autonomy, Instrument Validation.

ABSTRACT

Aims: The DOM study and their magnetic forces have been widely described by several clinical researches in United States. To the best of our knowledge,one of the main tool used for exhaustive analysis in nurse work environments (EOM I / EOMII) can be transferred to different social and cultural background and spheres of health activity. The EOM attributes are present in different health context and bring across-cultural dimension.The aim of our study is to revise the implementation to non North American health spheres and contexts.

Background: Magnetism concept is related toprovide excellent healthcare. One of the most overwhelming goals for staff and management nursing is to improve this patient care.Therefore, it's imperative to do nurse work environment features measurement, and it is usually used several tools, scales and questionnaires for this purpose. Most renowned are PES-NWI and EOM I and II. Both have been specially used inNorth American hospital contexts and also different countries from Europe and Asia. However, a shortage of scientific production in fields as Primary Health and Home Health Care has been reported.

Methods: The method used in this study consists in an exhaustive revision of searching production derived from prestigious database. After doing the research, the studies included were closely examined and evaluated by quality techniques.

Results: The bibliography analysed for this revision show us how reliable and consistent are the studies included. All of them showed a high rate of agreement about the validity of transference of this scale from the original to different social, political and cultural contexts, likewise to several health circles.

Conclusions: The EOM I / EOM II scale is a reliable and valid tool which can be transferred to other sociolinguistic contexts and health environments indeed. Moreover, it provides information about the quality of outcomes patient's cares.

Relevance to clinical practice: It is useful to use the DOM measures and the use of EOM / EOMII scale for helping management nurses in order to improve their nurse staff work environment. This tool is recommended for future periodic measurement for two reasons: results of these measuring are closely related to outcomes patient's cares and studying internal and external quality criteria. Finally, it gives more practical guidance for future improvements.

Keywords: Essentials of Magnetism, Essentials of Magnetism II Scale, Magnet Hospital, Forces of Magnetism, Primary Health Care, Home Healthcare, Public Health, Nurse Working Environment, Quality of Health Care, Nurse Autonomy, Instrument Validation.

ÍNDICE DE CONTENIDO

ÍNDICE DE TABLAS

LISTADO DE SIGLAS

ANA: American Nurses Association

ANCC: American Nurses Credentialing Centre

CAHs: Critical Access Hospitals

CFA: Confirmatory Factor Analysis

CNP: Control over Nursing Practice

CNEs: Chief nurse-executive

CPP: Collaborative Practice Programs

CVI: Content Validity Internal

DOM: Dimensions of Magnetism

EOMs I: Essential of Magnetism Scale

EOMs II: Essential of Magnetism Scale II (2004; 2008 revised)

HHC: Home Health Care

HWE: Health Work Environment

ICUs: Intensive Care Units

IRB: Institutional Review Board

JCI: Joint Commission of International Accreditation Standards of Hospitals

MD: Medical Doctor

MRHFP: Medicare Rural Hospital Flexibility Program

NES: Nursing Environment Survey

NJPC: National Joint Practice Commission

NMHP: National Magnet Hospital Profile

NWI: Nursing Work Index

OJS: Overall job satisfaction

PAS: Perception of adequacy of staffing

PES: Practice Environment Scale

QC: Nurse-assessed quality of care

QHOM: Quality Health Outcomes Model

RECs: Research Ethical Committees

RN: Registered Nurses

SPO: Structure-Process-Outcome (Donabedian's SPO paradigm)

SROM: System Research Organizing Model

GLOSARIO DE CONCEPTOS CLAVE

BURNOUT SYNDROME: Syndrome characterized by exhaustion, depersonalization and reduced satisfaction in performance. Because of its pathogenesis, burnout is today mainly regarded as the result of chronic stress, which has not been successfully dealt with.

CLINICAL AUTONOMY: Freedom to act on what you know, to make independent clinical decisions that exceed standard nursing practice, in the best interest of the patient.

COLLEGIAL RN/MD RELATIONSHIPS: Physicians are increasingly dependent on nurses for the on-going observations and assessments they need to prescribe appropriate medical care. When physicians recognized their need for the assessments and knowledge that only nurses can provide, then collegial relationships will flourish.

CLINICAL LADDER: The different levels of clinical-practice in nursing are structured in order to classify the excellence in practice and the professional development.

DIMENSSIONS OF MAGNETISM: The DOM was developedfrom the Nursing Work Index (NWI) and represents a list oforganizational attributes that affect nurse satisfaction andpatient outcomes.

ESSENTIALS OF MAGNETISM SCALE (EOMII): Instrument developed to measure healthy, magnetic, productive and clinical unit work environments. The original form was developed by Kramer & Schmalenberg in 2004 and revised in 2008.

HEALTH PROMOTION: It's the process of enabling people to increase control over their health and its determinants, and thereby improve their health. The primary means of health promotion occur through developing healthy public policy that addresses the prerequisites of health such as income, housing, food security, employment, and quality working conditions.

HOME CARE SYSTEM: It's the Health system base don providing health care or supportive care provided in the patient'shome by licensed healthcare professionals. Home Health services help adults and seniors who are recovering after a hospital or facility stay, or need additional support to remain safely at home and avoid unnecessary hospitalization. These Medicare-certified services may include short-term nursing, rehabilitative, therapeutic, and assistive home health care. This care is provided by registered nurses (RNs), physical therapists (PTs), occupational therapists (OTs), speech language pathologists (SLPs), home health aides (HHAs) and medical social workers (MSWs) as a limited number of up to one-hour visits, primarily through the Medicare Home Health benefit.

INSTRUMENT VALIDATION: It is a series of processes through which you test your system to verify or validate the performance specifications published by the manufacturer of the instrument.

JOB DISSATISFACTION: It's the unpleasurable emotional state resulting from the appraisal of one's job as frustrating or blocking the attainment of one's values.

JOB SATISFACTION: It's the pleasurable emotional state resulting from the appraisal of one's job as achieving or facilitating one's job values.

LOW PRODUCTIVITY: When the rate at which goods or services are produced especially output per unit of labor is lower than it should be.

MAGNET HOSPITALS: Hospitals that consistently attracted and retained nurses, that were good places to work, and that delivered excellent and high quality nursing care to patients.

MAGNET REGISTRATION PROGRAM: Program based on determining the indispensable administrative features and applications in the productive working environment to ensure that nurses provided quality patient care.

NURSE ADEQUACY OF STAFFING: Provide adequate and enough amount of nurse staff in order to give quality patient care.

NURSE RATE OF ATTRITION: Rate of abandon the nursing profession while working in a Health Institution (the contrary of nurse retention).

NURSE RATE OF RETENTION: Inner capacity of Health Institutions to be able to keep their nursing registered staff and don't let them go to other ones or give up the profession.

NURSING SHORTAGE: Lack of registered nurses to work in Health Institutions.

NURSE TURNOVER: The process whereby nursing staff leaves or transfer within the hospital environment. This definition encompasses voluntary and involuntary, as well as internal and external turnovers. Voluntary and involuntary turnovers are not always differentiated in studies because costs are incurred regardless of whether staffs resign or are requested to leave. Some studies define turnover as any job move while others consider nurse turnover as leaving the organization.

NURSE WORKING ENVIRONMENT: Nurses' working conditions and ethical demands in the different Health Institutions.

ORGANIZATIONAL CULTURE: It's a patterned, shared system of values guiding members as they solve problems, adapt to change, and manage relationships.

PATIENT'S SAFETY: Patient safety practices were defined as those that reduce the risk of adverse events related to exposure to medical care across a range of diagnoses or conditions.

PRIMARY HEALTHCARE SYSTEM (PHC): Essential health care based on practical, scientifically sound and socially acceptable methods and technology, made universally accessible to individuals and families in the community. It is through their full participation and at a cost that the community and the country can afford to maintain at every stage of their development in the spirit of self-reliance and self-determination

PROFESSIONAL DEVELOPMENT: It includes orientation, in-service and continuing education, formal education and career development.

PUBLIC HEALTH: It's the science and art of preventing disease, prolonging life and promoting health through the organized efforts and informed choices of society, organizations, public and private, communities and individuals. It is concerned with threats to health based on population health analysis.

QUALITY ASSURANCE: It is the systematic measurement, comparison with a standard, monitoring of processes and an associated feedback loop that confers error prevention. This can be contrasted with quality control, which is focused on process outputs.

QUALITY PATIENT CARE: Itself is defined not as consisting of the properties of an object but rather as the capacity of these properties to achieve goals in order to provide expected outcomes.

REDUCTION OF COSTS: The aims of these policies are to improve the efficiency and the efficacy of organizations, in this case, Health Institutions; but at the same time trying to do it at lower economical cost, as it is possible.

0. INTRODUCCIÓN

El entorno laboral enfermero se define como el producto de la gestión de la práctica hospitalaria, la forma de organizar las plantillas de profesionales y estructuras de trabajo, así como la creación y mantenimiento de una cultura de praxis basada en la seguridad. El indicador de resultados que mejor nos muestra la conjugación efectiva de todos los conceptos anteriores se refleja en la excelencia de los cuidados hacia el paciente.

A través de mediciones con diferentes escalas psicométricas se ha conseguido evidenciar como influyen negativamente algunos factores en el entorno profesional de las enfermeras, y de esta forma, poder focalizar los problemas existentes en las diferentes instituciones sanitarias para encontrar soluciones de mejora en la gestión de los servicios sanitarios.

Una de estas escalas es la denominada en inglés *Essentials of Magnetism (EOM)*, creada, validada y aplicada ampliamente en entornos sanitarios norteamericanos, principalmente hospitalarios (de ahí la clasificación entre *Magnet and non Magnet Hospitals*)[1].Asimismo, los estudios demuestran de forma clara que algunos fenómenos considerados imprescindibles (*essentials*) como la satisfacción laboral enfermera y las buenas relaciones interdisciplinares determinan inequívocamente la calidad de los cuidados proporcionados por los profesionales de la enfermería.

---

[1]Kramer, M, Schmalenberg C, Maguire P. Essentials of a Magnetic work environment. Part 1 to 4. Nursing; Jul 2004; 34, 7; ProQuest Central.

1. MARCO TEÓRICO

A principios de los años 80 la Academia Americana de Enfermería (AAN) apuntó que existía una preocupación entre los profesionales de enfermería debido al creciente numero de retos a los que esta fuerza de trabajo estaba enfrentándose. La Asociación Americana de la Enfermería (ANA) también había ya reconocido que algunos hospitales no estaban experimentando especialmente problemas atraer y reclutar enfermeras a pesar de la escasez de personal que se vivía en aquel momento. Por ello, la AAN condujo un estudio desarrollado en 163 hospitales con el objeto de identificar y describir las variables que creaban un entorno laboral propicio a retener a enfermeras altamente cualificadas, que al mismo tiempo promovían la alta calidad proporcionada a los usuarios/pacientes. Estos hospitales fueron calificados como **Hospitales Magnéticos** y a los factores que los capacitaban para retener a estas profesionales los llamaron **fuerzas magnéticas** (*forces of magnetism*).

La etiqueta de Hospital Magnético (*Magnet Hospital*)[2] fue originalmente asignada a un grupo de 41 hospitales estadounidenses que eran capaces de reclutar y mantener exitosamente a sus profesionales de enfermería durante este periodo nacional de carestía de profesionales.

Estos hospitales poseían unos atributos que fueron ampliamente categorizados en conjuntos y subconjuntos como son: la organización administrativa (incluyendo el estilo de gestión, la comunicación, el liderazgo, la estructura organizacional, la competencia profesional, las políticas de gestión del personal y las oportunidades profesionales), la praxis profesional (incluyendo la calidad de los cuidados a los pacientes, la docencia y la imagen de la enfermería) y por último, el desarrollo profesional (incluyendo los programas de orientación para nuevos trabajadores y trabajadores en activo,

---

[2]Scott JG, Sochalski J, Aiken L. Review of Magnet Hospital Research: Findings and Implications for Professional Nursing Practice. Journal of nursing administration. 1999. 29(1), 9-19.

la formación continuada, el apoyo a la educación formal y el desarrollo de las titulaciones superiores).

Siguiendo esta línea, se otorgó la etiqueta de calidad *Magnet®* a aquellos hospitales que mantenían una baja rotación de turnos de plantillas enfermeras y un ambiente de trabajo saludable (HWE)[3][4]. Este concepto surge como resultado de un amplio estudio de investigación multicéntrico durante varios años de investigación en instituciones sanitarias norteamericanas.

Dicho modelo de acreditación constituye una evidencia científica de excelencia en los cuidados de enfermería.

La Asociación Enfermera Americana de Acreditación (ANCC) tiene un programa de acreditación de la etiqueta*Magnet®* desde principios de los años 90 para reconocer aquellos hospitales de los que se cree que reflejan la excelencia en la práctica enfermera y por consiguiente, son más capaces de mantener en plantilla a enfermeras de alta calidad profesional y/o académica.
Además, en estos hospitales se observa una asociación a unos resultados más elevados en cuanto a la calidad de la atención.

Por ejemplo, en estos hospitales se ha descubierto que poseen una tasa de mortalidad inferior y mayor satisfacción de los usuarios. Tales ambientes de trabajo facilitan el bienestar de la enfermería en activo en esas instituciones donde se registran menores accidentes por punciones accidentales, menor riesgo de desarrollo de síndrome de burnout, mayor satisfacción laboral y menores intenciones de abandonar los puestos que ocupan así como de abandonar de forma definitiva la profesión.

---

[3] ANA. Nursing Administration: Scope & Standards of Practice. Ed. American Nursing Associations. 2009.

[4] Aiken LH, Havens DS, Sloane DM. The Magnet Nursing Services Recognition Program. American Journal of Nursing. 2000 Mar; 100(3): 26-35.

En la actualidad, 344 organizaciones sanitarias en 44 estados de los EEUU son Hospitales Magnéticos o también denominados Imán.

1.1 ACERCA DE LA ESCALA EOM I / EOM II

Sobre las bases de la estructura, proceso y resultados *(SPO process model from Donabedian 1992)* las investigadoras Kramer y Schmalenberg desarrollaron una herramienta denominada *EOM scale* (2004)[5]y también su versión revisada la EOM II con el objetivo de identificar las características de este entorno laboral saludable.

Los fenómenos sobre los que se desarrolla y sustenta la escala han sido desarrollados y estudiados en profundidad, de tal manera que bajo el nombre de fuerzas de magnetismo se expresan estos conceptos clasificados en 14 fuerzas[6]; entre paréntesis se numera del 1 al 14 en cuanto a la importancia en ponderación de cada una de las mismas (1 la más importante y 14 la menos importante):

1. Calidad del liderazgo de enfermería (Fuerza 1)
2. El estilo de gestión (Fuerza 3)
3. Estructura de la organización (Fuerza 2)
4. Políticas de personal y programas (Fuerza 4)
5. Organización de los cuidados de salud y comunidad (Fuerza 10)
6. Imagen de la enfermería (Fuerza 12)
7. Desarrollo profesional (Fuerza 14)
8. Modelo profesional de cuidados (Fuerza 5)
9. Recursos y consultas (Fuerza 8)
10. Autonomía profesional (Fuerza 9)

---

[5]Kramer, M, Schmalenberg C. Development and evaluation of EOM Tool. Journal of Nursing Administration. 2004. 34:7/8: 365-378.

[6]Kramer, M, Schmalenberg C. Revising the Essentials of Magnetism Tool. Journal of Nursing Administration. 35 (4), 2005. 188-198.

11. Rol docente (Fuerza 11)

12. Relaciones interdisciplinares (Fuerza 13)

13. Mejora de la calidad (Fuerza 7)

14. Calidad del cuidado (Fuerza 6)

Las mencionadas fuerzas quedan estructuradas y agrupadas en los siguientes 5 componentes clave:

1. Liderazgo transformacional.
2. Empoderamiento estructural (*empowerment*).
3. Práctica profesional ejemplar (Excelencia en el cuidado).
4. Nuevos conocimientos, innovación y mejora continua.
5. Resultados empíricos en los pacientes.

Todas estas fuerzas, procesos y componentes reflejan cuales son esos imprescindibles para conseguir un ambiente laboral positivo para la enfermería.

En la EOM, a los encuestados se les pide que identifiquen su grado de conformidad o disconformidad (mediante escalas Likert) con los componentes de un proceso o relación más que su propia percepción sobre la presencia o no de un atributo en concreto. De esta forma, los resultados se orientan en base a que componentes son más importantes que otros y con que grado de intensidad.

Como se apunta anteriormente, el formato original de la EOM fue revisado en el año 2008 y se reformuló en 58 ítems clasificados en 7 dimensiones. Las dimensiones son las siguientes:

1. Valores culturales.
2. Apoyo de la gestión enfermera.
3. Control de la práctica enfermera.
4. Autonomía clínica.

5. Idoneidad de la plantilla.
6. Relación enfermera-médico
7. Competencia clínica enfermera y apoyo a la formación.

1.2 EXPORTANDO EL CRITERIO DE ACREDITACIÓN MAGNÉTICO.

Es en el año 2000 cuando el criterio de acreditación fue revisado con la intención de poder aplicar dicho fundamento más allá de las fronteras norteamericanas. Es a partir de entonces cuando países europeos y también asiáticos empiezan a mostrar interés por su valía e inician estudios con la intención de validar la escala a sus contextos socioculturales y lingüísticos. El poder de las fuerzas magnéticas despierta la curiosidad para ser investigado y testado en sus instituciones sanitarias. De hecho, unos pocos centros hospitalarios de Australia, Nueva Zelanda, Líbano y Singapur han conseguido recientemente la acreditación de Hospital Imán.

Sin embargo, todavía no existen abundantes referencias sobre la aplicación de la escala validada en contextos hospitalarios europeos; tampoco existen demasiados estudios de investigación de las Dimensiones del Magnetismo (DOM) en otros ámbitos sanitarios que no sean hospitales.

Algunos estudios llevados a cabo por Mensik[7] han analizado las fuerzas magnéticas en entornos profesionales de cuidados a domicilio, de los que se deduce que 7 de las 8 fuerzas del magnetismo elegidas por enfermeras de cuidados extrahospitalarios coinciden con las elegidas por enfermeras que trabajan en unidades hospitalarias.

Es posible aventurar que existen evidencias que hacen posible transferir dicha escala para ser utilizada en contextos comunitarios y de atención primaria.

---

[7]Mensik JS. Describing Essentials of Magnetism and Quality in Home Health. 2006. Doctoral Dissertation. College of Nursing. University of Arizona.

Pese a que en España todavía no se ha realizado la validación de la EOM I /EOM II y los estudios son escasos, es previsible que dicha herramienta funcione satisfactoriamente al igual que los test desarrollados en otros países como Holanda[8], Bélgica[9] o Alemania[10].

Por todas estas razones, se hace necesario desarrollar nuevos estudios e investigaciones sobre las DOM que permitan reforzar los incipientes hallazgos y proporcionar consistencia al modelo magnético transcultural.

---

[8]Fingal-Figaroa CJ. Wanted: Attractive hospitals for nurses in the Netherlands, aiming for excellent patient care!

[9] Van Bogaert P, Clarke S, Vermeyen K, Meulemans H, Van de Heyning P. Practice environments and their associations with nurse-reported outcomes in Belgian hospitals: development and preliminary validation of a Dutch adaptation of the Revised Nursing Work Index. International Journal of NursingStudies 46 (2009) 55-65.

[10]Chen YM, Johantgen ME. Magnet Hospital attributes in European hospitals: a multilevel model of job satisfaction. International Journal of Nursing Studies. doi:10.1016/j.ijnurstu.2009.12.016.

2. MATERIAL Y MÉTODO

2.1 METODOLOGÍA DE LAS REVISIONES SISTEMÁTICAS

Una revisión sistemática hace referencia al proceso metodológico de la búsqueda y localización sistemática de toda la información disponible, publicada o no, con relación a la cuestión planteada sobre lo que queremos investigar, asícomo al criterio de selección de esta información, valorando y juzgando la calidad de los trabajos encontrados. Es por ello que constituye un análisis cualitativo de la evidencia encontrada. (Meseguer Guaita, 2012).

Las revisiones sistemáticas llevan a cabo un análisis de tal manera que el riesgo de sesgos sea el menor posible. La investigación bibliográfica se somete a un escrutinio metodológico crítico, eliminando aquellas publicaciones cuyas afirmaciones podrían ser poco fiables o que, de otro modo y pese a reunir criterios de búsqueda, puedan resultar lejanas o carentes de interés al fenómeno que se desee estudiar. El resultado será la selección de las publicaciones que contengan información correcta y reproducible, y cuyas afirmaciones puedan ser asumidas con suficiente grado de confianza.

Con el objeto de dotar de validez a una revisión sistemática, debemos prestar máxima atención y elaborar con cautela las diferentes fases del complejo proceso de producción de la misma. Debe evitarse que la propia revisión encierre errores en cualquiera de estas fases o presente conclusiones erróneas.

Oxman y Cools [11] crearon un test que podríamos resumir en seis preguntas y que constituyeuna herramienta útil para ayudar al lector en la valoración del proceso:

1. *¿Fue enfocada la revisión hacia una pregunta primaria correcta?*
2. *¿Fueron apropiados los criterios utilizados para la selección e inclusión de artículos?*
3. *¿Es probable que se hayan perdido estudios relevantes o importantes?*
4. *¿Se valoró la validez y calidad de los estudios incluidos?*
5. *¿Son reproducibles las valoraciones de los estudios?*
6. *¿Son similares los resultados, ente unos y otros trabajos, en esta revisión sistemática?*

En esta rigurosa exposición metodológica de la revisión sistemática realizada por la autora, se podrán constatar como las respuestas a los cuestionamientos anteriores han resultado afirmativas para todo el proceso.

2.2 FORMULACIÓN DE LA PREGUNTA PRIMARIA

Como ya comentamos en la introducción, cada vez son más las instituciones sanitarias que presentan interés por conocer cuál es la intensidad y calidad de las *fuerzas magnéticas*que conforman sus ambientes de trabajo.

Nuestro interés, la curiosidad que nos movió a investigar en profundidad estos esenciales del magnetismo, era conocer el alcance de esta teoría en la Atención Primaria, los cuidados domiciliarios y también la

[11] Oxman AD, Cook DJ, Guyat G. Users' Guides to the Medical Literature: VI. How to Use an Overview. JAMA. 1994; 272:1367-1371.

visión desde el campo de la Salud Pública principalmente, pero también valorar su aplicación en otros ámbitos sanitarios extrahospitalarios.

La pregunta primaria aceptable para esta revisión es la que encabeza el estudio como título del mismo, que además, cuestiona una hipótesis:

¿Es transferible la "*EOM I /EOM II scale*"a otros ámbitos de atención y a distintos contextos socioculturales al norteamericano?

2.3 METODOLOGÍA DE LA BÚSQUEDA EN EL PRESENTE ESTUDIO.

Para llevar a cabo este estudio se realizó una revisión crítica de artículos de investigación de forma sistemática sobre la escala "*Essentials of Magnetism*" y los perfiles subyacentes a las instituciones sanitarias Magnéticas. Se precisó, por consiguiente, idear un plan de búsqueda con una estrategia decididamente sensible y específica

Dichos artículos se obtuvieron de una búsqueda bibliográfica de los trabajos de literatura publicados en diferentes revistas científicas.

En primer término, se realizó una búsqueda exhaustiva que comprendía las siguientes bases de datos:

- **Cochrane Library, PubMed, Embase, Medline, CINAHL, Cuiden y Nursing Ovid.**

Seguidamente, se completó la búsqueda revisando las siguientes bases de datos:

- **HealthSTAR, Scielo, ScienceDirect, Scopus, Scirus, Biblioteca Virtual en Salud España y LILACs.**

También se accedió a otros recursos que ofrece la Biblioteca de la Universidad de Valencia con la intención de solicitar algunos de los artículos necesarios para concluir satisfactoriamente nuestra búsqueda.

Para la inclusión de los artículos en el estudio se tomó como criterio que todos los artículos hubieran sido indexados en el periodo entendido desde el arranque de la base de datos hasta la actualidad, accediendo de este modo, a la totalidad de la bibliografía publicada sobre la temática que nos concierne.

2.4 DESCRIPTORES

Con la intención de seleccionar los descriptores documentales (términos definidos con un vocabulario estructurado científicamente), las palabras claveutilizadas en esta búsqueda bibliográfica para las anteriores bases de datos fueron seleccionados haciendo uso de la herramienta DeCS.

La búsqueda por descriptores de asunto DeCS - Descriptores en Ciencias de la Salud/MeSH - Medical Subject Headings es una interfaz que opera la metabúsqueda en las fuentes de información que usan el vocabulario controlado DeCS/MeSH en su proceso de indexación de contenido. Así pues, se recuperó información -aunque escasa- de materiales elaborados en lengua distinta a la inglesa.

Los descriptores seleccionados fueron los siguientes:

Essentials of Magnetism, Essentials of Magnetism II Scale, Magnet Hospital, Forces of Magnetism, Primary Health Care, Home Healthcare, Public Health, Nurse Working Environment, Quality of Health Care, Nurse Autonomy, Instrument Validation.

Cabe decir que, finalmente, todos los artículos encontrados con viabilidad para el estudio proceden de la literatura inglesa.

Para la organización de los mismos se empleó un paquete de gestión bibliográfica **(Mendeley v1.3.4)** donde fueron guardados los registros de los resultados encontrados para examinarlos detenidamente con posterioridad.

2.5 CALIDAD DE LOS ESTUDIOS. CRITERIOS DE INCLUSIÓN Y EXCLUSIÓN

La validez de los estudios se evaluó acorde a la guía elaborada por la Universidad de Oxford. La estrategia de búsqueda apuntaba a minimizar la "no-recuperación" de documentos relevantes y la recuperación de documentos irrelevantes y maximizar la de aquellos que sí eran relevantes.

Debe constatarse que la investigación realizada atañe a una temática que no responde a la investigación clínica *per se*. Por tanto, al no tratarse de revisar bibliografía clínica, los artículos no reseñan estudios con criterios de doble ciego y la mayoría de ellos tampoco una asignación aleatoria. Es por este motivo que escalas de calidad como la de *Jadad*[12] no pudieron ser utilizadas en esta revisión sistemática con el objeto de valorar la calidad de los estudios.

En ese caso, la autora decidió someter la bibliografía encontrada a una evaluación de calidad que combina los criterios de validez para estudios clínicos (de carácter eminentemente cuantitativo), con los que algunos autores proponen para la investigación de tipo cualitativa en ciencias de la salud. De este modo, conceptos como credibilidad, confirmabilidad, transferibilidad y dependencia cobran un sentido relevante.

Para la producción derivada de la investigación cualitativa, los parámetros para su evaluación también pueden ser rigurosos y por ellos se han desarrollado diversas herramientas que nos guían en la lectura crítica de estos trabajos.A partir de las pautas de valoración critica de artículos establecidas por el *Evidence-Based Medicine Working Group* (McMaster University, Ontario), surgió en Inglaterra un programa para facilitar la

[12]Jadad AR, More RA, CarioD.et al.Assessing the quality of reports of randomized clinical trials: is blinding necessary? Controlled Clinical Trials 1996;17:1-12.

evaluación de la literatura científica: *Critical Appraisal Skills Programme(CASP)* (Programa de Habilidades en Lectura Crítica). En España se llama**"Critical Appraisal Skills Programme España"** (CASPe)[13]

Tomando en consideración todos los criterios anteriores, nuestros estudios para ser seleccionados,inicialmente debían responder unívocamente una pregunta.

¿Está centrado el estudio en un aspecto bien definido?

Entendamos como aspectos ben definidos los siguientes:

- Población bien definida: Lapoblación o muestra estudiada está definida con el número y características pertinentes.

- Intervención bien definida: La intervención es definida en su nivel operacional, indicando quién hace qué.

- Resultados bien definidos: Todos los resultados obtenidos deben presentar su significación estadística.

De la combinación de estos resultados se confecciona la siguiente tabla de valoración de la calidad de los estudios para esta revisión en particular:

[13]La red CASPe ofrece una colección de herramientas para la lectura crítica que a base de plantillas de 10 u 11 preguntas, ayudan al profesional de enfermería a valorar críticamente un estudio. Se localiza en http://www.redcaspe.org

AUTORÍA DEL ESTUDIO	OBSERVACIONES	PUNTUACIÓN S I= 1 pto. / NO = 0 pts.
1. ¿Ha sido el estudio evaluado por revisores?		0 - 1
2. ¿El resumen contiene toda la información relevante pertinente?		0 - 1
3. ¿Se considera la muestra del estudio suficiente?	Organismo*	0 - 1
4. ¿Tiene el estudio asignación aleatoria?		0 - 1
5. ¿La calidad del estudio es elevada?		0 - 1
6. ¿Se ha aplicado el análisis estadístico apropiado?		0 - 1
7. ¿Ha sido probada la validez y consistencia de la escala EOM/EOM II en el país donde se realizó el estudio?		0 - 1

* Existe o no organismo que avale la calidad e idoneidad de la muestra seleccionada.

Tabla 1. Modelo para validación de la calidad de los artículos

El criterio de inclusión o exclusión de cada estudio dependió de la puntuación obtenida al ser evaluado.

Aquellos estudios con valor ≥5 puntos fueron seleccionados para su lectura crítica y los que obtuvieron <5 puntos fueron descartados.

Finalmente, cabe matizar que para la selección de los estudios incluidos en esta revisión sistemática, se contó con la ayuda de otro revisor independiente experto en la materia.

3. ANÁLISIS

Se han encontrado **32** artículos primarios que investigan y/o describen las relaciones, procesos,características y condiciones de los llamados *imprescindibles* para que una institución sanitaria (generalmente hospitales) sea considerada como Magnética.

Solo aquellos que cumplían el rigor metodológico definido por la autora fueron seleccionados para su posterior análisis. Concretamente se trata de **11** artículos. La tipología de los documentos son: una tesis doctoral (TD), un artículo de revisión y 9 artículos para revista científica.

A continuación, puede observarse en la tabla la relación de toda la bibliografía con criterio encontrada. Con el símbolo □ se marcan aquellos estudios excluidos del estudio y con el símbolo □ aquellos que se consideró que reunían características para ser incluidos (se sombrean asimismo los aceptados.

Dichos trabajos se presentan clasificados por factor de recuperación con el resultado de búsqueda, listados por orden de aparición.

Puede constatarse que la bibliografía global sobre la temática estudiada es más bien escasa y producida prácticamente en su totalidad por investigaciones estadounidenses.

Essentials of a Magnetic work environment. Part 1 to 4. Kramer, M, Schmalenberg C, Maguire P.	☒
Describing essentials of Magnetism and Quality in HomeHealth. Mensik JS.	☒
Impact of Organizational Attributes on Nurse Satisfaction in Home Health. Mensik JS.	☒
Revising the Essentials of Magnetism Tool. Kramer, M, Schmalenberg C	☒
Development and evaluation of EOM Tool. Kramer, M, Schmalenberg C	☒
Essentials of a Productive Nurse. Kramer, M, Schmalenberg C	☒
Validity and reliability of the Turkish version of the Essentials of Magnetism Scale (EOM II). Yıldırım, D.	☒
In pursuit of magnet status: the impact of nursing research. Rich K.	☒
Magnet hospital staff nurses describe clinical autonomy. Kramer, M, Schmalenberg C	☒
Front-line management, staffing and nurse-doctor relationships as predictors of nurse and patient outcomes. A survey of Icelandic hospital nurses. Gunnarsdóttir, S, Clarke SP, Rafferty AM, Nutbeam, D.	☒
Structures and practices enabling staff nurses to control their practice. Kramer M, Schmalenberg C, Maguire P, Brewer BB, Burke R, Chmielewski L, Cox K , Kishner J, Krugman M, Meeks-Sjostrom D, Waldo M.	☒
Rural hospital nursing: better environments = shared vision and quality/safety engagement. Newhouse RP. Morlock L, Pronovost P, Colantuoni E, Johantgen M.	☒
Challenges in sustaining excellence over time. Sharkey K, Meeks-Sjostrom D, Baird M.	☒
Nine structures and leadership practices essential for a magnetic (healthy) work environment. Kramer, M, Schmalenberg C, Maguire P.	☒

Clinical nurses in magnet hospitals confirm productive, healthy unit work environments. Kramer M, Maguire P, Brewer BB.	☒
Empowerment, structure, process, and outcome in Magnet and Nonmagnet staff nurse practice: a quantitative study. Church JA.	☒
Rural hospital nursing: results of a national survey of nurse executives. Newhouse RP, Morlock L, Pronovost P, Sproat SB.	☒
Practice environments and their associations with nurse-reported outcomes in Belgian hospitals: development and preliminary validation of a Dutch adaptation of the Revised Nursing Work Index. Van Bogaert P, Clarke S, Vermeyen K, Meulemans H, Van de Heyning P.	☒
The relationship between registered nurses' perceptions of their work environment and their perceptions on safety patient culture. Al-Ateeq EA.	☒
Missed nursing care: Magnet versus non-Magnet hospitals. Kalisch BJ, Lee KH.	☒
A nurse agency model effect on registered nurse retention and patient satisfaction. Filosa S.	☒
Laying the Groundwork, by listening to Nurse Managers. Parsons ML, CornettPA.	☒
When bad things happen to good organizations: a focused approach to recovery using the essentials of magnetism. Burke RL.	☒
The Outcomes of Magnet Environments and Nursing Staff Engagement: A Case Study. Gokenbach V, Drenkard K.	☒
Nursing and the Aging Workforce: Myths and Reality. What do we really know? Hill KS.	☒
Review of Magnet Hospital Research: Findings and Implications for Professional Nursing Practice. Scott JG, Sochalski J, Aiken L.	☒
Magnet Hospital attributes in European hospitals: a multilevel model of job satisfaction. Chen YM, Johantgen ME.	☒

Impact of healthy work environments on new graduate nurses' environmental reality shock. Kramer M, Maguire P, Brewer BB.	☒
Wanted: Attractive hospitals for nurses in the Netherlands, aiming for excellent patient care! Fingal-Figaroa CJ.	☒
Validation of the Essentials of Magnetism II in Chinese critical care settings. Jinbing B, Lily H, Qing Z.	☒
Modelo de acreditación Magnet®. ¿Son posibles los centros de salud magnéticos? Gea V, Riera JR. (Artículo No Publicado/Literatura gris)	☒

Tabla 2. Artículos incluidos y excluidos en la revisión.

La síntesis de los datos realizada sobre cada estudio es de carácter cualitativo. De ella concluimos que la mayoría de los estudios tienen homogeneidad, lo cuál ha sido muy importante para valorar la validez de los mismos, entre otros parámetros ya comentados.

Tras la lectura crítica de cada artículo, se procedió ha releer el documento en buscade los conceptos clave que lo definían, realizando un proceso de indizaciónque se completaba con definiciones y explicaciones plasmadas de forma esquemática en dos columnas. Esta fase de síntesis se redactó de forma manual y en lengua inglesa.

Posteriormente, se elaboraba el resumen del mismo traducido a la lengua castellana conforme los presentamos a continuación.

DEVELOPMENT AND EVALUATION OF ESSENTIALS OF MAGNETISM TOOL

Kramer M, Schmalenberg, C.

SÍNTESIS:

Hace dos décadas, la herramienta utilizada para evaluar los ambientes de trabajo en enfermería hospitalaria era el *Nursing Work Index* (1984). Actualmente, el artículo cuestiona la validez de dicha escala y la considera anticuada por las siguientes razones:

- Muchos ítems del NWI carecen de una definición inteligible y comúnmente compartida por las plantillas de enfermería de los Hospitales Magnéticos. Por ello, entre otros motivos, en 1999 los investigadores eliminaron los ítems raramente o nunca elegidos por el personal de enfermería de dichos hospitales cuando se realizaron las revisiones de dicha escala.

- La reducción de 65 a 37 Ítems relacionados con los verdaderos indicadores del magnetismo en el ambiente de trabajo denotan que los factores de atracción y retención están altamente correlacionados con la satisfacción laboral y más del 80% de las características de esta satisfacción son atribuibles a la capacidad para aportar una buena calidad en los cuidados.

Por estos motivos se decide adecuar una nueva herramienta que cumpla con las nuevas expectativas y reúna las características de los nuevos indicadores. La investigación se lleva a cabo en 16 hospitales magnéticos y otros 10 aspirantes a ello y/o no magnéticos.

El primer paso para desarrollar la escala EOM tratará de establecer y determinar como el personal de enfermería trabaja en los hospitales magnéticos. Para ello se desarrollaron múltiples entrevistas a personal de enfermería y observaciones de cada unidad, también se llevaron a cabo entrevistas a pacientes, médicos, enfermeras gestoras, etc., que aportaron una plétora de datos. Durante los años 2000-01 los investigadores obtuvieron las definiciones, dimensiones y ejemplos de los 8 imprescindibles (*Essentials*) del magnetismo, que culminaron con la generación de una aproximación teórica.

Entre los imprescindibles encontramos como básicos las relaciones Médico-enfermera (RN-MD relationships), junto con el empoderamiento social enfermero, teorías sobre la autonomía enfermera (enraizada en la práctica basada en la evidencia) y el control sobre la práctica enfermera -CNP- (perfil de enfermeras gestoras, no alieno a la figura enfermera).

"Staff nurses are the gatekeepers to patients and are the responsible agents for on-going surveillance. Another aspect of this line of power is how and what information nurses choose to communicate to physicians."

Otras medidas, las 5 restantes que configuran la EOMs, fueron derivadas conceptualmente desde la investigación en observación participativa y la literatura hasta la fecha. Ellas son: apoyo al desarrollo y formación, competencia clínica, valores culturales, gestión enfermera e idoneidad del personal.

La implementación de la escala se lleva a cabo en 26 hospitales con un total de 3602 enfermeras participantes y los debidos ajustes fueron ejecutados.

Como herramienta para la evaluación se recurrió al juicio de 23 enfermeras expertas (más de 5 años de praxis en MH) procedentes de 6 actuales hospitales magnéticos.

La validez de la escala fue aseverada con un nivel de significatividad más allá del 0.05.

La confianza de la escala fue reafirmada con un test-retest (con intervalo de 2-3 semanas) con una conveniente muestra de 42 enfermeras que trabajaban en diferentes hospitales. Los resultados obtenidos indicaron una buena estabilidad de la escala así como de su consistencia interna.

"The content validity of the EOM subscales has been satisfactorily demonstrated because the proportion of judges meeting the content validity index was well beyond the criterion cutoff, and no omissions were identified."

Se determina pues, que la EOMs es una herramienta válida y fiable medida de los aspectos determinantes que constituyen los magnéticos ambientes de trabajo en los servicios de enfermería hospitalario, sobretodo los considerados imprescindibles para la productividad y la calidad de los cuidados.

"The EOM tool was constructed based on grounded theory derived from staff nurse interviews and was designed to ferret out the promoters off and barriers to autonomy and CPN, the different kinds of RB_MD relations, and what constitutes nurse manager support."

Finalmente, el artículo trata de comparar la percepción de los atributos de los contenidos por las diferentes instituciones que estudian los hospitales magnéticos como son la CNES, la ANCC o la ANA. Se observan algunas marcadas diferencias respecto a algunos ítems de los diferentes imprescindibles de la EOMs, pero también múltiples semejanzas.

"The 14 forces of Magnetism gleaned from the original magnet hospital report and used by the ANCC are closer to those considered essential by the CNE than those considered essential by the magnet hospitals staff nurse, although there is agreement between staff nurses and CNES on the support and value education."

Tabla 3. Calidad estudio Kramer 1

Kramer 1	OBSERVACIONES	PUNTUACIÓN S I= 1 pto. / NO = 0 pts.
¿Ha sido el estudio evaluado por revisores?		1
¿El resumen contiene toda la información relevante pertinente?		1
¿Se considera la muestra del estudio suficiente?	Organism: IRB 3602 staff nurses 16 Magnet hospitals 10 Nonmagnet hospitals	1
¿Tiene el estudio asignación aleatoria?		1
¿La calidad del estudio es elevada?		1
¿Se ha aplicado el análisis estadístico apropiado?	ANOVAs with post hoc analysis Test-retest	1
¿Ha sido probada la validez y consistencia de la escala EOM/EOM II en el país donde se realizó el estudio?		1
PUNTUACIÓN TOTAL		**7 PUNTOS**

REVISING THE ESSENTIALS OF MAGNETISM TOOL
Kramer, M. Schmalenberg, C.

SÍNTESIS:

De todos los estudios realizados en hospitales Imán, se esperaba que el personal de enfermería percibiese la idoneidad de esta plantilla como excelente y suficiente. El proceso de "percepción de la idoneidad del personal" (PAS) fue evaluado con un indicador de un solo ítem (single-item indicator). De esta forma, los resultados obtenidos en dichos estudios elaborados con más de 5000 enfermeras en total, nos muestran una débil significativa elevación del imprescindible PAS en comparación con los hospitales no Magnéticos.

"The staff nurses reported PAS scores at a level that excluded them from the Magnet profile. Only 61% of the staff nurses in the Magnet hospitals said that they were adequately staffed. Although this figure is significantly higher than that of non-Magnet hospitals, it is low for hospitals with excellent staffing structures."

La consideración más importante en el uso global de los indicadores de un solo ítem es que sepan captar el fenómeno de interés. Podría ser que en el estudio del PAS en la EOM, no fue debidamente captado dicho indicador desde la perspectiva del personal de enfermería.

Las encuestas realizadas para este estudio reportaron nueva información sobre los factores que afectan al proceso PAS que fue utilizada para desarrollar una escala idónea de medida de este esencial.

Además de esta evaluación psicométrica, también se examinó el grado en el cual los hospitales Magnéticos -que no puntuaron bien en referencia al

Perfil Magnético- han conseguido esta meta cuando una vez el PAS ha sido medido con un indicador *multi-item* en lugar del *single-item*.

El 60% del personal de enfermería de los 279 hospitales Imán entrevistado en el estudio de las Dimensiones del Magnetismo (DOM), referían sentir culpa y estrés debido a que no podían proporcionar el cuidado que "debe suponerse" a los pacientes.

En referencia al estudio que nos atañe, se construyó una escala que midiese la presencia de los 6 sistemas de proporción de cuidados descritos por el personal de enfermería en los estudios previos sobre los DOM. Esta encuesta recibió el nombre de *"delivery system survey"* y fue incorporada al estudio de la EOMs. En este caso la implementó un total de 4296 enfermeras pertenecientes a 16 hospitales Magnéticos y 10 no Magnéticos.

"Respondents were asked to indicate the number and kind of delivery system(s) in regular use o their unit. No attempt was made to assign value or to say that one system was more professional or resulted in better care tan another. Results are reported as a percentage of the sample in each hospital indicating number and kind of system(s) in use."

Los hallazgos encontrados respondían a un uso múltiple de los sistemas de cuidados (*Flex Delivery Model*) en una misma unidad en un mismo día, evidente en ambos tipos de hospitales sin distinción. Se convierte pues este estudio en el primer documento que evidencia la extensiva utilización de este modelo flexible de cuidados. Dicho sea de paso, modelo que generalmente evoluciona al caos en la prestación de los mismos.

"The FDM might well be determined by factors such as low turnover and cohesive, experienced, long-term staff who know one another. Features, generally more characteristic of Magnet hospitals tan non-Magnet ones. It is therefore not surprising that Magnet hospitals score higher in PAS despite the high usage of the seemingly chaotic flex delivery system."

Por consiguiente, uno de los resultados de la investigación apoya la opinión de que existen múltiples factores que afectan la percepción que tiene el personal de enfermería sobre el PAS y que estos factores necesitan tanto ser identificados como conocer sus efectos en la medición del PAS.

Desarrollo de la escala PAS

Para la elaboración de la misma se tuvieron en cuenta los resultados de la anterior investigación con la escala de evaluación de los sistemas de prestación de cuidados.

La validez del contenido se evaluó con la elección de 7 hospitales Imán de los cuales se escogieron 4-5 entrevistados (experimentados y con conocimientos suficientes) por cada uno de ellos. Los 32 jueces dieron su opinión acerca de los 15 ítems de la PAS scale, ayudaron a refrasear, evitar redundancias, incluir u omitir información y dialogar sobre el contenido de la misma. Se concluyó con una nueva escala de 11 ítems de la cual fueron nuevamente eliminados 5 ítems más tras su posterior discusión, después de ser llevado a cabo el estudio que sigue a continuación.

La nueva muestra para este estudio consistió en la implementación de la nueva escala a 729 enfermeras en 6 hospitales (los 6 hospitales que sacaron mayor puntuación respecto al perfil magnético).El criterio de confianza se confirmó con la aplicación del coeficiente *Chronbach's alpha* para los 6 ítems de la escala final del PAS. El criterio de validación fue testado con el métodos ANOVA con comparaciones *pos hoc*.

Esta medición estadística permitió concluir que la escala PAS de 6 ítems es fiable, precisa y exacta. La escala permite diferenciar aquellos hospitales que tienen una excelente estructura de adecuación de personal de aquellos donde la calidad de dicha estructura no es tan rica o es desconocida.

"Staff nurses' perceptions of adequate staffing are affected by 6 identified factors. Accurate measurement of PAS may well be a key intermediary process between structural numbers and desired patient outcomes."

Kramer 2a ***Delivery system scale***	OBSERVACIONES	PUNTUACIÓN S I= 1 pto. / NO = 0 pts.
¿Ha sido el estudio evaluado por revisores?		1
¿El resumen contiene toda la información relevante pertinente?		1
¿Se considera la muestra del estudio suficiente?	Organism: IRB 4296 staff nurses 16 Magnet hospitals 10 non-Magnet hospitals	1
¿Tiene el estudio asignación aleatoria?		1
¿La calidad del estudio es elevada?		1
¿Se ha aplicado el análisis estadístico apropiado?	Validation scale: *Varimax rotation with Kaiser normalization.* *Chi-square analysis*	1
¿Ha sido probada la validez y consistencia de la escala EOM/EOM II en el país donde se realizó el estudio?		0
PUNTUACIÓN TOTAL		**6 PUNTOS**

Tabla 4. Calidad estudio Kramer 2a

Kramer 2b ***PAS scale***	OBSERVACIONES	PUNTUACIÓN S I= 1 pto. / NO = 0 pts.
¿Ha sido el estudio evaluado por revisores?		1
¿El resumen contiene toda la información relevante pertinente?		1
¿Se considera la muestra del estudio suficiente?	Organism: IRB 729 staff nurses 2 Magnet hospitals 4 non-Magnet hospitals	1
¿Tiene el estudio asignación aleatoria?		1
¿La calidad del estudio es elevada?		1
¿Se ha aplicado el análisis estadístico apropiado?	Validación de la escala: *Varimax rotation with Kaiser normalization.* *Chronbach's α factor* ANOVAs with post hoc analysis Test-retest PAS scale	1
¿Ha sido probada la validez y consistencia de la escala EOM/EOM II en el país donde se realizó el estudio?		0
PUNTUACIÓN TOTAL	**6 PUNTOS**	

Tabla 5. Calidad estudio Kramer 2b

ESSENTIALS OF A PRODUCTIVE NURSE WORK ENVIRONMENT

Kramer, M. Shmalenberg, C.

SÍNTESIS:

Los objetivos del estudio van a testar la hipótesis de que las plantillas profesionales de enfermería designadas por poseer un excelente ambiente de trabajo puntúan significativamente más elevado en la escala EOM II.

El ambiente laboral es un agregado de condiciones, influencias, fuerzas y valores culturales que influencian o modifican la vida individual en una comunidad como puede ser la unidad clínica. Muchos sondeos sicométricos sobre el ambiente de trabajo están focalizados en agentes específicos como la idoneidad del personal y la percepción del exceso de trabajo.

A través de la herramienta estrella, la EOM, que mide los ambientes de trabajo en base a tres conceptos clave: la estructura, el proceso y los resultados (*Donabedian's SPO paradigm, 1980)*, los entrevistados tendrán que identificar el alcance del acuerdo o desacuerdo entre los componentes del "proceso de relaciones" más que su propia percepción acerca de que condiciones están presentes en el lugar de trabajo.

La EOM permite medir este proceso esencial a través de sus subescalas; además, hace posible establecer si los estándares magnéticos permiten que los procesos y relaciones enfermeras nos lleven hacia los resultados deseados.

"The hypothesis is that nurses in hospital designed as having excellent work environments (magnet) will report more satisfying (fulfills personal and professional needs) and productive (being able to give quality patient care) work environments tan will nurses in hospital not so designated.
Productive work environments were assessed through scores on the EOM II and the two singles-item outcome indicators"

En detalle, se van a analizar dos posibles indicadores de resultados recogidos en la escala a través de un solo ítem (single-ítem). Estos son:

- OJS: Overall job satisfaction
- QC: Nurse-assessed quality of care

Los indicadores de un solo ítem requieren que los participantes consideren todos los aspectos de un fenómeno y los diferentes aspectos de peso, de acuerdo con sus propios valores, ideales y situación.

En el estudio se contemplan 3 hipótesis a testar:

1. En los Hospitales Magnéticos, las enfermeras puntuaran másalto en todas las subescalas de la EOM II, que sus contrapartes en comparación.

2. En los Hospitales Magnéticos, las enfermeras puntuaran másalto en el indicador QC, que sus contrapartes en comparación.

3. En los Hospitales Magnéticos, las enfermeras puntuaran másalto en el indicador OJS, que sus contrapartes en comparación.

El método utilizado trabaja sobre una muestra voluntaria y representativa de 10514 enfermeras procedentes de 34 hospitales, de los cuales, 18 eran hospitales Imán y 16 fueron hospitales de comparación. El criterio temporal establecido comprende desde Junio del 2005 a Noviembre del 2006.

En cuanto a los resultados, se observó que todas las correlaciones entre los 8 procesos esenciales y los indicadores de resultado QC y OJS eran significativos (r=.62).

Este hecho indica que un ambiente laboral productivo y satisfactorio es un fenómeno multidimensional e integrado.

"An excellent work environment does not evolve from the presence of only a few desired processes. None is optional; all are required."

El porcentaje de los hospitales Magnéticos en los que el personal de enfermería confirma un excelente ambiente de trabajo se incrementó del 81% en el año 2003, hasta el 93% en el 2006.

También se comprobó que los perfiles nacionales magnéticos *(Magnet National Profiles)* son útiles para ayudar a los hospitales aspirantes a alcanzar sus metas; ellos aportan buena información comparativa y evaluativa sobre el ambiente laboral en su conjunto y sus específicos procesos, así como también las relaciones que hacen posible estos ambientes. Sin embargo, con el objeto de obtener información específica en vías de mejora, el análisis de las subescalas de la EOM II resulta a menudo de mucha ayuda.

"An excellent hospital work environment is one in which nurse leadership provides the right structures, practices, and people. This enables clinical nurses to do the right things correctly, thus producing desired outcomes for patients, staff, and the organization."

Kramer 3	OBSERVACIONES	PUNTUACIÓN S I= 1 pto. / NO = 0 pts.
¿Ha sido el estudio evaluado por revisores?		1
¿El resumen contiene toda la información relevante pertinente?		1
¿Se considera la muestra del estudio suficiente?	Organism: IRB 10514 staff nurses 18 Magnet hospitals 16 non-Magnet hospitals	1
¿Tiene el estudio asignación aleatoria?		1
¿La calidad del estudio es elevada?		1
¿Se ha aplicado el análisis estadístico apropiado?	ANOVAs with post hoc analysis Multivariate analysis of variance and covariance	1
¿Ha sido probada la validez y consistencia de la escala EOM/EOM II en el país donde se realizó el estudio?		1
PUNTUACIÓN TOTAL		**7 PUNTOS**

Tabla 6. Calidad estudio Kramer 3

VALIDITY AND RELIABILITY OF THE TURKISH VERSION OF THE ESSENTIALS OF MAGNETISM SCALE (EOM II)

Yildirim D, et. al.

SÍNTESIS:

Los estudios demuestran que la influencia enfermera en un amplio número de áreas incluye la reducción del número de errores. La mejora de la seguridad del paciente y la calidad de su cuidado, la promoción de la salud y la expansión del cuidado preventivo, per también la mejora de la eficiencia en el cuidado y la reducción de costes, además de la coordinación del sistema sanitario. La experiencia en muchos países declara que las enfermeras padecen de elevada insatisfacción laboral, síndrome de *burnout*, baja productividad y baja calidad incluso inseguridad en la práctica de los cuidados; existe una declarada intención de abandonar la profesión debido a la carencia de productividad y de un ambiente de trabajo saludable.

Este estudio toma como herramienta instrumental la EOMII revisada en el año 2008 (Schmalenberg & Kramer 2008). Las razones por las que se introduce esta escala en Turquía obedecen al elevado número de reformas sanitarias que ha sufrido el país en los últimos años (desde el 2003, se inicia el *Turkish Health Transformation Programme*), con la intención de mejorar la eficiencia, efectividad, transparencia y calidad en sus sistemas de cuidados sanitarios, también la búsqueda de la reducción de costes en la provisión de los mismos.

"In comparison to European Union (EU) countries, Turkey had the fewest health workers per capita and overall health status was the lowest among them.

Despite of there is a nursing shortage in Turkey. The cause of the situation is discussed as to whether it is from an inadequate number of nurses, a problem with the retention of nurses in hospitals, or as a result of embedded policies (Badir 2009)."

El sistema de salud turco necesita de las herramientas de evaluación utilizadas en los hospitales imán para poder influenciar en la retención de enfermeras que ejercen su trabajo en dichas instituciones. Hay que tener en cuenta que las características de los hospitales magnéticos turcos todavía no has sido bien definidas, por ello, no es posible -de momento- medir las fuerzas magnéticas. Con esta intención, el actual estudio pretende testar la validez y confianza de la EOM II en su versión turca para poder ser utilizada en futuros estudios.

El método utilizado guarda todas las consideraciones éticas de permisos, anonimato y confidencialidad. En cuanto a la muestra, se obtuvo de 4 hospitales acreditados por la JCI ubicados en la provincia de Ankara. Fueron un total de 630 enfermeras que participaron en el estudio elegidas por asignación aleatoria (Febrero 2008 a Abril 2008). En el transcurso de 4 semanas, la escala fue usada de nuevo con una muestra de 51 participantes para determinar la confianza test/retest.

Previamente a la implementación de la escala, esta fue sometida a un proceso de traducciones desde el inglés a la lengua turca con el objeto de dotarla de validez interna en cuanto a su contenido.

"Seven specialists with PhD who were working in nurse management, fundamentals of nursing and nurse education did the translations. They were asked to evaluate every English item on the Turkish translation of the scale for its distinctiveness, understandability and appropriateness of the translation. The Turkish version was after translated back into English by an academic nurse. The prepared data collection tools were pilot tested with 19 nurses for understandability"

El análisis estadístico propuesto fue medido en base al coeficiente *Chronbach's α* (que fue de 0.92), el cual permitió demostrar que la versión turca de la EOM II tenia consistencia interna y continuidad.

Después de la aplicación y su posterior análisis factorial, muchos de los ítems de la escala mostraron resultados similares a aquellos pertenecientes a la escala original. Sin embargo, en el modelo turco se habían combinado de forma diferente (e incluso 2 ítems fueron eliminados) para facilitar la inteligibilidad de la misma en pro de una adaptación lingüístico-cultural.

En lo que respecta a los resultados, el estudio observa que existe una gran correlación entre la "satisfacción laboral enfermera" y el "apoyo de las enfermeras supervisoras-gestoras". Similar correlación existe entre la calidad de los cuidados prestados y la "idoneidad de la plantilla de enfermeras" junto con la "relación médico-enfermera" y el "control sobre la práctica enfermera".

La conclusión del estudio se centra en afirmar que la EOM II es una herramienta válida y fiable para medir los ambientes de trabajo enfermeros en Turquía.

También se recomienda encarecidamente poder ser utilizada en otros países donde las políticas de organización de los servicios de enfermería estén anticuados o desfasados.

Yildirim	OBSERVACIONES	PUNTUACIÓN S I= 1 pto. / NO = 0 pts.
¿Ha sido el estudio evaluado por revisores?		1
¿El resumen contiene toda la información relevante pertinente?		1
¿Se considera la muestra del estudio suficiente?	Organism: JCI 630 staff nurses 4 Magnet hospitals	1
¿Tiene el estudio asignación aleatoria?		1
¿La calidad del estudio es elevada?		1
¿Se ha aplicado el análisis estadístico apropiado?	Validation scale: *analysis multi-trait/multi-method matrix.* *Chronbach's α factor* Test-retest	1
¿Ha sido probada la validez y consistencia de la escala EOM/EOM II en el país donde se realizó el estudio?	*Chronbach's α factor*	1
PUNTUACIÓN TOTAL		**7 PUNTOS**

Tabla 7. Calidad estudio Yildirim

RURAL HOSPITAL NURSING: RESULTS OF A NATIONAL SURVEY OF NURSE EXECUTIVES

Newhouse, Robin et. al.

SÍNTESIS:

La situación de salud de la población Americana se caracteriza - en parte- por encontrar barreras de acceso a los cuidados de salud, y este factor contribuye en cierta medida, a un alarmante incremento de los costes. Concretamente, se deben realizar importantes inversiones económicas en las zonas rurales.

En la mayoría de las revisiones sistemáticas y metanálisis realizados sobre resultados enfermeros (*nurse outcomes*) se ha comprobado que los hospitales rurales están infrarrepresentados.

"The term rural hospital is used to describe all rural hospitals. Small rural hospital is used to describe a rural hospital or CAH with 25 or fewer beds. A larger rural hospital is a rural hospital with more than 25 beds."

El objetivo del presente estudio fue entender las características del contexto de estos pequeños y grandes hospitales rurales, describir las características del personal de enfermería que trabaja en ellos así como determinar si existen diferencias relacionadas con el ambiente laboral del personal de enfermería en sus diferentes servicios.

Una de cada cinco enfermeras registradas (RNs) en los EEUU vive en zonas rurales. La mayoría de ellas refieren que su primer lugar de trabajo fue el mismo hospital rural. Comparadas con sus contrapartes urbanas, las enfermeras que trabajan en zonas rurales están peor pagadas.

"This pattern of RNs commuting outside their geographic area of residency can exacerbate the nursing shortage in rural areas. Consistent gaps exist in rural areas between predicted RN need and the number of RNs employed."

El método con el que se realizó dicho estudio se basó en la administración de la escala EOM II y también la escala NES (*Nursing Environment Survey*[14]; esta última presentó alguna limitaciones) sobre una muestra de 688 enfermeras gestoras procedentes de hospitales rurales pertenecientes a los 47 estados americanos. Como principales características de estas enfermeras, encontramos que el 95% eran blancas y el 92% mujeres con una media de 5.9 años en sus puestos actuales. El posterior análisis estadístico se detalla a continuación:

"Data were entered, and all analyses were conducted using SPSS 15 (SPSS Inc, Chicago, Illinois). Continuous data were analysed with independent t tests and categorical data with [chi] tests. A Mann-Whitney U test was used if assumptions for the t test were not met. P< .05 was considered significant."

Fue constatado que los grandes hospitales rurales contratan mayor número de enfermeras (RNs) que los pequeños. Las características de reemplazo, sustituciones, turnos de trabajo y vacantes son similares para ambos.

"The level of BS-prepared RNs within organizations is important, as some evidence suggests that more BS-prepared nurses in acute-care hospitals are associated with better patient outcomes. Beyond the evidence, the complex nature and demands of inpatient admissions require a high level of expert practice and critical thinking. The remote location of these hospitals makes recruitment of BS graduates difficult. In addition, the distance is a

---

[14]Existe una limitación en este estudio, la NES scale es un test psicométrico limitado, pues fue desarrollado exclusivamente para este estudio.

deterrent to the availability of RN-to-BS or BSN programs if the program is offered on site instead of through distance education."

Los planes de ascenso y promoción clínica formalizados se estructuran en niveles de práctica clínica enfermera (*Clinicalladders*). Un mayor nivel indica una experiencia clínica más avanzada. Estos niveles, están íntimamente relacionados con la retención del personal de enfermería y el aumento de la responsabilidad profesional, acompañado del aumento de sueldo. Se deduce por lo tanto, que los *Clinicalladders* son un importante satisfactor para la retención de enfermeras en las instituciones sanitarias. Es por ello que las enfermeras rurales deben ser consideradas como prioritarias en este momentopara la promoción hacia su desarrollo profesional, su captación y retención de estas profesionales en los hospitales estudiados.

Por otro lado:

"There were significant differences in the perception of small and larger hospital factors that influence nursing in the areas of hospital quality and safety activities and shared vision. Nurse executives perceive a higher shared vision in small rural hospitals. This higher shared vision may be related to the nature of a smaller organization and more direct interactions with hospital staff and physicians."

En este sentido, la visión compartida es un atributo interdisciplinar esencial, con todos los miembros de un equipo comprometidos a obtener los mejores resultados en los cuidados. Si los distintos profesionales trabajan en equipo aportando una única contribución hacia el cuidado del paciente, entonces, los resultados mejoran.

En el estudio se comprobó que los niveles más bajos de compromiso para garantizar la seguridad del paciente en los hospitales rurales pequeños puede reflejarse en la escala de la fuerza de trabajo (EOM II), atribuyéndose un personal menor capacitado para guiar iniciativas de calidad y seguridad en esta subclasificación.

De este modo, se concluye que existen algunas diferencias en cuanto a las características de los ambientes de trabajo enfermeros entre los hospitales rurales grandes y los pequeños.

Newhouse	OBSERVACIONES	PUNTUACIÓN S I= 1 pto. / NO = 0 pts.
¿Ha sido el estudio evaluado por revisores?		1
¿El resumen contiene toda la información relevante pertinente?		1
¿Se considera la muestra del estudio suficiente?	Organism: IRB 688 Nurse Executives 47 Rural hospitals	1
¿Tiene el estudio asignación aleatoria?		1
¿La calidad del estudio es elevada?		1
¿Se ha aplicado el análisis estadístico apropiado?	SPSS analysis Chi-square analysis	1
¿Ha sido probada la validez y consistencia de la escala EOM/EOM II en el país donde se realizó el estudio?		1
PUNTUACIÓN TOTAL		**7 PUNTOS**

Tabla 8. Calidad estudio Newhouse

MAGNET HOSPITAL ATTRIBUTES IN EUROPEAN HOSPITALS: A MULTILEVEL MODEL OF JOB SATISFACTION

Chen YM, Johantgen ME.

SÍNTESIS:

Hasta el año 2009, y a pesar de que el modelo estadounidense del MRP (*Magnet Recognition Program*) ya había sido expandido a muchos otros países, todavía no se había realizado ninguna investigación que explorase como el concepto se transfiere a otras culturas y sistemas sanitarios.

"To date, 344 healthcare organizations in 44 states inthe US are Magnet Hospitals; 2 hospitals in Australia, 1 in New Zealand, and 1 in Lebanon have received Magnet designation."

La hipótesis que lanza el estudio es que gracias a los hallazgos encontrados, al menos 2 hospitales europeos presentan los atributos de los Hospitales Imán. Estudiados profundamente los elementos que configuran un ambiente de trabajo positivo, se observa que estos valores genéricos percibidos por el personal de enfermería son estables en el tiempo, a través de los diferentes marcos de práctica clínica y de las zonas geográficas.

Como objetivo secundario, los investigadores también analizaron las relaciones entre los atributos de los hospitales Imán y la satisfacción laboral entre el personal de enfermería, tanto a nivel individual como organizativo.

La muestra diana para este estudio fueron enfermeras trabajando en hospitales con un excelente plan de cuidados en los países de Alemania (16 hospitales con un N=2646) y Bélgica (15 hospitales, con una N=2305). Se escogieron estos países porque sus sistemas sanitarios son similares. Finalmente 11 hospitales alemanes fueron excluidos del estudio y la muestra final fue de 3182 enfermeras que trabajaban en unidades como UCIs, salas hospitalarias y unidades de psiquiatría.

Respecto al método:

"Magnet Hospital attributes that might be represented in NEXT survey items were reviewed by an expert panel before psychometric testing. Only six Magnet Forces could bemeasured. Latent constructs of these forces and job satisfaction were established. The measurement models and structural regression models were estimated using multilevel modeling in Mplus 4.21."

El estudio presenta un avanzado análisis estadístico con la medición de índices como el CFA, RMSEA y el SRMR. Su validez y fiabilidad queda ampliamente demostrada.

El resultado del estudio corrobora que fueron validadas 6 Fuerzas Magnéticas para los dos niveles de estudio (individual y hospitalario) mediante sus correspondientes análisis de confirmación de factores (CFA).

La totalidad de estas 6 fuerzas predijeron significativamente la satisfacción laboral, con el concepto de las políticas de personal a la cabeza en el nivel individual (*nurse level).*

Por otro lado, en el nivel hospitalario, fueron el estilo de gestión seguido del desarrollo profesional, las relaciones interdisciplinares y la autonomía enfermera, las fuerzas que demostraron una correlación más fuerte con la satisfacción laboral.

Las conclusiones finales del artículo, además de corroborar que:

1. Las características de los Hospitales Magnéticos están asociadas con los ambientes laborales que dan apoyo a la práctica enfermera que conduce a un excelente calidad de los cuidados y mejores resultados de enfermería.

2. El personal de enfermería que trabaja en hospitales con mayor "magnetismo" perciben una satisfacción laboral más elevada y menos niveles de síndrome de *burnout*.

También confirma que:

3. Las fuerzas magnéticas existen ambivalentemente en los hospitales estudiados que ofrecen unos cuidados hospitalarios muy desarrollados.

4. Una significativa variación de la satisfacción laboral está positivamente asociada con las 6 fuerzas magnéticas del modelo EOM.

5. Las políticas referentes a personal y su estilo de gestión tiene una fuerte correlación con la predicción de la satisfacción laboral.

"Magnet Hospital attributes are evident in hospitals in two Europeancountries and were found to be associated with job satisfaction. Further multilevel research should explore these attributes particularly at the nursing unit-level where work environment is experienced."

Chen	OBSERVACIONES	PUNTUACIÓN S I= 1 pto. / NO = 0 pts.
¿Ha sido el estudio evaluado por revisores?		1
¿El resumen contiene toda la información relevante pertinente?		1
¿Se considera la muestra del estudio suficiente?	Organism: IBR- Maryland University 3182 staff nurses 20 German and Belgium hospitals	1
¿Tiene el estudio asignación aleatoria?		1
¿La calidad del estudio es elevada?		1
¿Se ha aplicado el análisis estadístico apropiado?	CFA : Confirmatory Factor Analysis RMSEA: Root mean square error of approximation SRMR: Standarized root mean square residual Chi-square	1
¿Ha sido probada la validez y consistencia de la escala EOM/EOM II en el país donde se realizó el estudio?		0
PUNTUACIÓN TOTAL		**6 PUNTOS**

Tabla 9. Calidad estudio Chen.

IMPACT OF ORGANIZATIONAL ATTRIBUTES ON NURSE SATISFACTION IN HOME HEALTH

Mensik J.

SÍNTESIS:

Existen todavía pocas publicaciones y programes de investigación que se hayan focalizado en las características organizativas y en los índices de satisfacción del profesional de enfermería que realiza cuidados domiciliarios. Sin embargo, se ha descubierto que estos atributos específicos organizativos poseen una significante relación con la satisfacción enfermera en el marco de los planes de cuidados más desarrollados.

"With the nursing shortage continuing to worsen, the retainment of current nursing staff becomes increasingly important for health care organizations."

El siguiente estudio se ejecuta bajo la premisa de que la investigación en el marco de los cuidados domiciliarios es necesaria para demostrar que la satisfacción del personal de enfermería, así como, los atributos organizacionales, contribuyen a la calidad del los cuidados del paciente.

En la última década, los investigadores han empezado a observar los ambientes laborales enfermeros y su relación con la satisfacción laboral en el sector de los cuidados domiciliarios (HHC). Sin embargo, existe todavía una ausencia virtual de trabajo empírico que demuestre la contribución de las características estructurales de los Perfiles Magnéticos en relación a los diferentes resultados en HHC.

Estudios previos ya han demostrado que tan solo un porcentaje del 67% de enfermeras trabajando en atención primaria domiciliaria están satisfechas con su trabajo (Sochalski, 2004). Otro estudio (Cushman, 2001) detalló que la motivación por la que las enfermeras domiciliarias permanecían en sus trabajos y no los abandonaban se debía en gran medida por la recompensa extrínseca e intrínseca de la autonomía que ejercían en su ambiente profesional, la relación con sus pacientes, y la cultura y filosofía de las agencias de salud[15].

El objetivo del estudio trata de identificar (dentro de la escala EOM II) cuales son los 10 principales atributos organizacionales elegidos por las enfermeras en cuidados domiciliarios (*HHC RNs*).

En el primer estudio se les pidió a las encuestadas que escogieran entre diez de los 37 ítems del instrumento DOM (*Dimenssion of Magnetism*).Debían seleccionar aquellos que ellas percibían como los responsables de permitirles proporcionar cuidados de calidad a sus pacientes.

La segunda fase de este estudio se dirigió a determinar los niveles de la EOM, así como también los niveles de satisfacción para cada una de las agencias proveedoras de servicios en HHC.

---

[15]En EEUU los Cuidados a domicilio los proporciona el Programa *Medicaid* (seguro de salud fundado por ambos gobiernos, estatal y federal, para dar cobertura a las personas con bajos ingresos). Las Agencias locales (*Agency onAging*) son las que gestionan estos servicios de HHC, que a su vez, son subvencionadas con dinero federal y de la comunidad.

Top Ten Essentials of Magnetism in Home Health
by Percentage

Concern for patient is paramount	89.6%
Supportive nurse managers and supervisory personnel	80.2%
Adequate nurse staffing	79.2%
Working with other nurses who are clinically competent	72.6%
Flexible work scheduling, self-scheduling	67.9%
Good RN-MD relationships	60.4%
Nurse autonomy and accountability	51.9%
Continued competency in nursing practice is stressed	44.3%
Adequate support services	41.5%
In-service, CE education	38.7%

SOURCE: Author.
Adapted from Journal of Nursing
Administration, 37(5), p. 233. (Article was pages 230-23)

Tabla 10. Los 10 Imprescindibles del Magnetismo para cuidados domiciliarios

La muestra seleccionada fue proporcionada por 16 agencias representantes de 10 estados de las diferentes regiones de los EEUU que accedieron a participar en el estudio. De estas, 10 eran sin ánimo de lucro (*non-profit*) y otras 6 de propiedad privada. La tasa de respuesta fue del 40% (N = 125). Todas ellas presentaban una antigüedad de al menos 11 años dedicados a los cuidados a domicilio.

Respecto a la metodología, las enfermeras respondieron la encuesta EOM valorando y puntuando aquellos atributos más fuertes o más presentes en sus ambientes laborales de asistencia a domicilio.

Essentials of Magnetism Instrument

PRESENT IN CURRENT JOB	Strongly agree	Somewhat agree	Somewhat disagree	Strongly disagree
1- Concern for patient is paramount in this agency.	1	2	3	4
2- Good RN-MD relationships, established mechanisms of communication.	1	2	3	4
3- Adequate nurse staffing.	1	2	3	4
4- Flexible work scheduling, self-scheduling.	1	2	3	4
5- Working with other nurses who are clinically competent.	1	2	3	4
6- Supportive nurse managers and supervisory personnel.	1	2	3	4
7- Nurse autonomy and accountability in making decision within area of competence.	1	2	3	4
8- Adequate support services (pharmacy, intake, others).	1	2	3	4
9- Continued competency in nursing practice is stressed.	1	2	3	4
10- In-service, CE education opportunities and support for education are available.	1	2	3	4

Tabla 11. Instrumentos de la escala EOM. Adadptación de los autores.

Fuente: Mensik 2007; adaptada de Kramer and Schmalenberg 2004.

Los resultados fueron obvios en cuanto a que la satisfacción laboral en general presentó índices más elevados en aquellas profesionales trabajando para agencias privadas y menor en las agencias sin ánimo de lucro. En segundo lugar, hay diferencias en las puntuaciones obtenidas de la EOM respecto a ciertos atributos organizacionales, los cuales son mejor puntuados también en estas agencias propietarias.

"This represents a significant difference between proprietary and non-profit HHC agencies with both the EOM and satisfaction results."

La conclusión del estudio afirma que las agencias que puntuaron más elevadamente en la escala EOM poseen mejores niveles de satisfacción laboral. Específicamente, las agencias privadas demostraron mejores resultados significativos para los atributos de la escala que las agencias sin ánimo de lucro.

Mensik 2	OBSERVACIONES	PUNTUACIÓN S I= 1 pto. / NO = 0 pts.
¿Ha sido el estudio evaluado por revisores?		1
¿El resumen contiene toda la información relevante pertinente?		1
¿Se considera la muestra del estudio suficiente?	Organism: IBR- Arizona University 125 staff nurses 10 HHC Agencies on Aging	1
¿Tiene el estudio asignación aleatoria?		1
¿La calidad del estudio es elevada?		1
¿Se ha aplicado el análisis estadístico apropiado?	No existen referencias	0
¿Ha sido probada la validez y consistencia de la escala EOM/EOM II en el país donde se realizó el estudio?		1
PUNTUACIÓN TOTAL		**6 PUNTOS**

Tabla 12. Calidad estudio Mensik 2

DESCRIBING ESSENTIALS OF MAGNETISM AND QUALITY IN HOME HEALTH
Mensik JS.

SÍNTESIS:

El propósito del estudio trata de determinar principalmente cual es el grado de percepción de los imprescindibles magnéticos existentes entre las enfermeras que se dedican a los cuidados domiciliarios. También se estudia la calidad de las Agencias dedicadas a la asistencia domiciliaria y sus puntuaciones en la escala EOM.

El SROM utilizado se basó en un amplio estudio de campo que aportó una ingente cantidad de información sobre los atributos organizativos de las agencias y la calidad de los cuidados. El modelo de investigación derivó de otro modelo de valoración de los cuidados enfermeros en HHC llamado QHOM. Partiendo de la base de que existe una carencia de investigaciones en el campo de los HHC, se optó por utilizar, además de la escala EOM, el apoyo del NWI-Revised (NWI-R).

El estudio se desarrolla en dos diferentes etapas; en la primera fase se entrevistan 106 enfermeras (RN) que determinaron cuántos y cuáles de los ítems de las Dimensiones del Magnetismo (DOM) perciben ellas que forman parte de su trabajo.

De este primer acercamiento, se recogen los 10 atributos de la EOM más valorados por la muestra anterior. Los resultados mostraron que 7 de los 8 escogidos por las enfermeras en cuidados domiciliarios coinciden con los seleccionados por otras enfermeras de otros ámbitos asistenciales en estudios previos. Para comprobar el nivel de confianza de los resultados se realiza un test-retest de los 10 items mejor valorados (con una *Spearman-Brow Correlation* de 0.77).

Encuesta distribuida para la puntuación de los 10 DOM en HHC

PRESENT IN CURRENT JOB	Strongly agree	Somewhat agree	Somewhat disagree	Strongly disagree
11- Concern for patient is paramount in this agency.	1	2	3	4
12- Good RN-MD relationships, established mechanisms of communication.	1	2	3	4
13- Adequate nurse staffing.	1	2	3	4
14- Flexible work scheduling, self-scheduling.	1	2	3	4
15- Working with other nurses who are clinically competent.	1	2	3	4
16- Supportive nurse managers and supervisory personnel.	1	2	3	4
17- Nurse autonomy and accountability in making decision within area of competence.	1	2	3	4
18- Adequate support services (pharmacy, intake, others).	1	2	3	4
19- Continued competency in nursing practice is stressed.	1	2	3	4
20- In-service, CE education opportunities and support for education are available.	1	2	3	4

Tabla 13. Encuesta para puntuar los DOM en HHC para el estudio Mensik 1.

(Adaptación de los autores).

Porcentajes de los resultados de los 10 DOM en HHC.
Top Ten Essentials of Magnetism in Home Health by Percentage

Organizational Attribute	Percentage
Concern for patient is paramount	89.6%
Supportive nurse managers and supervisory personnel	80.2%
Adequate nurse staffing	79.2%
Working with other nurses who are clinically competent	72.6%
Flexible work scheduling, self-scheduling	67.9%
Good RN-MD relationships	60.4%
Nurse Autonomy and accountability	51.9%
Continued competency in nursing practice is stressed	44.3%
Adequate support services	41.5%
In-Service, CE education	38.7%

Tabla 14. Resultados de la puntuación de los DOM en HHC para el estudio Mensik 1

En la segunda fase, la muestra es de 125 enfermeras que determinan el grado y la cantidad de EOM existentes en las agencias proveedoras de cuidados domiciliarios, así como si existe una diferencia significante entre agencias con una alta o baja calidad[16]. De este modo, las enfermeras debían marcar cual de los 10 ítems se encontraban en su ambiente de trabajo, así como si la presencia era fuerte o débil, puntuándolos de mayor a menor numeración en la escala.

"Data collection for this study occurred in two different phases. The first phase answered research question one: What are the perceived Essentials of Magnetism that Home Health Nurses perceive allow them to produce quality patient care? The second phase answered the second and third questions: What is the degree to which the Essentials of Magnetism exist within each Home Health Care agency? In addition, is there a difference between agencies that have high quality outcomes with those agencies that have low quality outcomes in relationship to the EOM?"

Los resultados no fueron los esperados, pues las agencias de HHC cualificadas como de "baja calidad en sus cuidados" obtuvieron mayor puntuación así como índices satisfacción profesional. También las agencias de gestión privada puntuaron mejor que aquellas subvencionadas por fondos altruistas y sin ánimo de lucro.

No obstante, se concluye que la elevada confianza de la escala como instrumento de medición, sugiere poder ser utilizada como medida de los atributos percibidos por las enfermeras que proporcionan cuidados de calidad.

---

[16]*The agencies were stratified based on the following: non-profit with high quality outcomes (n = 5), non-profit with low quality outcomes (n = 5), proprietary with high quality outcomes (n = 3), and proprietary with low quality outcomes (n = 3).*

Mensik1	OBSERVACIONES	PUNTUACIÓN S I= 1 pto. / NO = 0 pts.
¿Ha sido el estudio evaluado por revisores?		1
¿El resumen contiene toda la información relevante pertinente?		1
¿Se considera la muestra del estudio suficiente?	Organism: IBR- Arizona University Sample 1: 300 RN 14 HHC Agencies on Aging Sample 2: 125 RN (Diploma, ADN, BSN, MSN)	1
¿Tiene el estudio asignación aleatoria?		1
¿La calidad del estudio es elevada?		1
¿Se ha aplicado el análisis estadístico apropiado?	Spearman-Brown Correlation Test-retest surveys	1
¿Ha sido probada la validez y consistencia de la escala EOM/EOM II en el país donde se realizó el estudio?		1
PUNTUACIÓN TOTAL		**7 PUNTOS**

Tabla 15. Calidad estudio Mensik 1

WANTED: ATTRACTIVE HOSPITALS FOR NURSES IN THE NETHERLANDS, AIMING FOR EXCELLENT PATIENT CARE

Fingal-Figaroa CJ

SÍNTESIS:

Debido a una importante carencia de enfermeras en Holanda, se decide en este estudio investigar el exitoso concepto *"American Magnet Hospital"* junto con otros indicadores de calidad y satisfacción profesional holandeses.

El estudio tiene como hipótesis que este marco teórico es valioso y perfectamente transferible al escenario sanitario holandés. Y además puede aportar claridad para determinar la solución a esta importante carencia de profesionales enfermeras en el país.

Los objetivos del estudio son:

- Determinar la convergente validez de la *"Dutch Essentials of Magnetism II"* como instrumento valido y fiable como apoyo a la escala de ambiente de trabajo del NWI.

- Medir la percepción de las enfermeras sobre la calidad de su ambiente de trabajo asistencial en los hospitales holandeses mediante estos dos instrumentos (Dutch EOM II i NWI).

- Comparar los resultados de ambos instrumentos con la intención de obtener una impresión más amplia sobre la calidad de los ambientes de trabajo de enfermería en este país.

La metodología utilizada se basó en la administración de la encuesta a 1153 enfermeras del hospital Albert Schweitzer de Holanda.

Se realizaron dos estudios, la primera fase enfocada a determinar la validez de la encuesta en el marco sociocultural holandés y el sub estudio segundo dedicado a la medida y puntuación de los ambientes de trabajo enfermeros-asistenciales a través de la EOM II. Un último y tercer estudio volvió a medir este marco asistencial con la escala PES-NWI anteriormente comentada (Ambiente de trabajo asistencial).

La correlación de Pearson entre la Dutch EOM II y la PES-NWI es muy elevada ($r=0.88$), por lo que los investigadores concluyen con esta última estadística la trayectoria de validación de la escala.

Las conclusiones del estudio son que ambos instrumentos son válidos y aptos para la medición del fenómeno investigado aunque sus resultados pudieron variar un poco.

La investigación también concluyó que las enfermeras holandesas todavía no están de acuerdo en que los atributos necesarios para la buena práctica profesional valorados en la EOM II estén presentes en sus actuales puestos de trabajo.

Fingal-Figaroa	OBSERVACIONES	PUNTUACIÓN S I= 1 pto. / NO = 0 pts.
¿Ha sido el estudio evaluado por revisores?		1
¿El resumen contiene toda la información relevante pertinente?		1
¿Se considera la muestra del estudio suficiente?	Organism: ASh 1153 nurses from a Dutch Hospital	1
¿Tiene el estudio asignación aleatoria?		1
¿La calidad del estudio es elevada?		1
¿Se ha aplicado el análisis estadístico apropiado?	Pearson's Correlation	1
¿Ha sido probada la validez y consistencia de la escala EOM/EOM II en el país donde se realizó el estudio?		1
PUNTUACIÓN TOTAL		**7 PUNTOS**

Tabla 16. Calidad estudio Fingal-Figaroa

VALIDATION OF THE ESSENTIALS OF MAGNETISM II IN CHINESE CRITICAL CARE SETTINGS

Bai J, Hsu L, Zhang Q.

SÍNTESIS:

El artículo tiene como objetivo principal traducir y validar las propiedades psicométricas de la escala EOM II para el contexto profesional enfermero chino, concretamente en un servicio de reanimación y cuidados intensivos.

Como resultado del rápido desarrollo económico de China, los profesionales del campo de la salud -entre ellos la enfermería- han sido de las profesiones más demandadas. Por ello, es un gran desafío para los proveedores de cuidados de la salud ofrecer los cuidados con más calidad a pesar de los grandes cambios que acontecen en las unidades y instituciones hospitalarias así como una gran carestía de profesionales enfermeros en el país.Por consiguiente, es necesaria una validación de la escala que pueda medir factores como los de satisfacción laboral, stress profesional y burnout en las plantillas de enfermería.

La muestra utilizada fue escogida entre las grandes ciudades de China Central y alrededores de Shanghái; las enfermeras participantes se seleccionaron al azar entre los servicios de cuidados intensivos incluidas también las unidades pediátricas y quirúrgicas.

Los criterios para participar en el estudio eran una antigüedad al menos de 6 meses en el servicio, no padecer enfermedades ni desordenes mentales, hablar chino fluido y manifestar la voluntad para participar en el mismo.

Entre noviembre del 2010 y enero del 2012 un total de 706 enfermeras contestaron la EOM II *scale* procedentes de 28 UCIs de 14 hospitales (se entregaron 753 cuestionarios per fueron devueltos 706). La validación de la escala y su consistencia interna se llevó a cabo con mediciones estadísticas como la Chronbach's **α**.

En primer lugar, la fase inicial del estudio consistió en una traducción llevada a cabo por dos traductores bilingües con titulaciones en el campo de las ciencias de la salud y lingüística (inglesa). Seguidamente, dos investigadores bilingües más, revisaron ambas traducciones las compararon y confeccionaron la escala C-EOM II en lengua china. Finalmente, dos últimos traductores volvieron a traducir la versión china a la lengua inglesa. La Dra. Kramer comparó la versión original con esta última para discutir las diferencias y fueron realizadas las modificaciones necesarias.

En una segunda fase, expertas enfermeras fueron invitadas para evaluar todos los ítems de la nueva C-EOM II mediante una escala de Likert para decidir que ítem debía ser mantenido y cuál eliminado. Tras este paso, la escala fue testada con una muestra de 10 enfermeras.

De acuerdo con las recomendaciones de Lynn (1986), un mínimo de 3 expertos deben examinar la consistencia interna de un instrumento bajo estudio; una vez realizado este paso final se decidió no eliminar ningún item pero si reformular algunos para poder adaptarlo al contexto cultural y también debido a que algunos conceptos no resultaban claros ni inteligibles.
La validación total tuvo un índice CVI de 0.92

Los resultados demostraron que los 8 subescalas de la C-EOM II tienen una correlación significativamente positiva unas con otras. Además, la puntuación para las subescalas OJS y QC estaban significativamente correlacionadas con la satisfacción laboral (al igual que otros muchos estudios anteriores han demostrado).

Se concluye que la C-EOM II posee una validez y que sus características reflejan apropiadamente la EOM II; por tanto, puede medir fiablemente los efectos de las intervenciones que intentan mejorar los entornos laborales de las plantillas de enfermería.

Bai	OBSERVACIONES	PUNTUACIÓN S I= 1 pto. / NO = 0 pts.
¿Ha sido el estudio evaluado por revisores?		1
¿El resumen contiene toda la información relevante pertinente?		1
¿Se considera la muestra del estudio suficiente?	Organism: RECs Tianjin Medical University. 706 nurses from Chinese Hospitals (ICUs departments)	1
¿Tiene el estudio asignación aleatoria?		1
¿La calidad del estudio es elevada?		1
¿Se ha aplicado el análisis estadístico apropiado?	CFA (Confirmatory Factor Analysis) Pearson's Correlation	1
¿Ha sido probada la validez y consistencia de la escala EOM/EOM II en el país donde se realizó el estudio?	Chronbach's **α**.	1
PUNTUACIÓN TOTAL		**7 PUNTOS**

Tabla 17. Calidad estudio Bai

REVIEW OF MAGNETHOSPITAL RESEARCH:
FINDINGSANDIMPLICATIONSFORPROFESSIONAL NURSING PRACTICE
Scott, JG, Sochalski J, Aiken L.

SÍNTESIS:

La presente revisión narrativa tiene como objetivo compilar los diferentes estudios que se han realizado desde los años 80 sobre las Dimensiones del Magnetismo y los atributos de los Hospitales Imán.

Se seleccionaron 54 artículos que trataban la temática y se realiza una lectura crítica para posterior análisis cualitativo. Al tratarse de una revisión descriptiva no se hace referencia en ningún momento a la utilización de escalas de validación de la calidad de los artículos utilizados.

El propósito principal de esta revisión radica en:

- Sintetizar la investigación en hospitales magnéticos que describe y evalúa la práctica profesional enfermera en estas instituciones.

- Identificar las áreas para futuras investigaciones en modelos de enfermería profesional en las actuales instituciones sanitarias.

El estudio presenta los hallazgos clasificados en tres categorías principales: atributos de liderazgo de las enfermeras gestoras/supervisoras (*nurses executives*), atributos profesionales de las enfermeras asistenciales y el entorno laboral que enmarca la praxis profesional enfermera. Todos los artículos que se analizaron en la revisión también presentan una estructura para la discusión de dichos hallazgos.

La producción bibliográfica publicada entre los años 1983 y 1991 describe principalmente los atributos específicos de las enfermeras líderes y del personal de enfermería que crearon el entorno laboral característico de los Hospitales Magnéticos. Los autores de la revisión detallan de forma sintetizada los hallazgos y discusiones que tiene relevancia en el actual marco de los cuidados de la salud.

En referencia a las características de la praxis profesional del personal de enfermería asistencial, el estudio encuentra como principales las siguientes:

1) habilidad de la enfermera para establecer y mantener una relación enfermera-paciente terapéutica.

2) Autonomía enfermera

3) Presencia de relaciones de colaboración entre enfermería y personal médico en las unidades y servicios asistenciales.

También se llega a la conclusión de que las características principales de los hospitales que consiguen mantener elevados índices de captación y mantenimiento de profesionales enfermeros son la satisfacción profesional y la productividad. Además, estos dos conceptos siempre han sido la diana de estudio de las investigaciones debido al interés que despiertan.

Otro foco de estudio principal en este marco ha sido el impacto de los Hospitales Magnéticos sobre los resultados en los cuidados de los pacientes. Las investigaciones han demostrado suficientemente que existen relaciones beneficiosas entre estos hospitales de excelencia y los cuidados proporcionados. Cuando se han comparado con hospitales control, se han observado que los primeros muestran índices menores de mortalidad y mayor satisfacción del paciente.

Por otro lado, también ha sido observado que los atributos y la autonomía de las enfermeras gestoras-supervisoras han cruzado la frontera de la institución hospitalaria para llegar a tener mayor visibilidad en las comunidades.

En esencia, la comunicación efectiva y abierta entre las enfermeras gestoras-supervisoras y las enfermeras asistenciales continua siendo esencial para el diseño de la nueva organización de los hospitales contemporáneos. La habilidad de las primeras para escuchar a su personal clínico proporciona una comunicación efectiva; dichas destrezas han sido ampliamente identificadas en las múltiples investigaciones en Hospitales Magnéticos y continúan siendo citadas como cruciales para el éxito de las organizaciones enfermeras.

Como conclusión, el artículo confirma que las percepciones comunes de "aquello" que constituye un ambiente profesional asistencial han sido eficazmente establecidas. Todos los hallazgos también permiten a otras investigaciones incorporar información para el desarrollo de la mejora de los modelos de práctica profesional.

Esta revisión narrativa de las investigaciones en Hospitales Imán nos aporta una mejor comprensión del fenómeno "Magnético" y de los efectos de la práctica profesional enfermera dentro de las instituciones sanitarias.

Todavía va más allá cuando afirma que los cambios en las estructuras organizativas y sobretodo en cuanto a la financiación de los cuidados en salud, pueden minar considerablemente el rol profesional enfermero y la influencia de la figura de la enfermera en los hospitales.

4. RESULTADOS

Tabla-resumen de resultados de la lectura crítica

1. DEVELOPMENT AND EVALUATION OF ESSENTIALS OF MAGNETISM TOOL	
Kramer, M. Schmalenberg, C.	
ESTUDIO	Desarrolla la escala EOM I para establecer y determinar como el personal de enfermería trabaja en los hospitales magnéticos. Para ello se desarrollaron múltiples entrevistas a personal de enfermería y observaciones de cada unidad, también se llevaron a cabo entrevistas a pacientes, médicos, enfermeras gestoras, etc., que aportaron una plétora de datos. Durante los años 2000-01 los investigadores obtuvieron las definiciones, dimensiones y ejemplos de los 8 imprescindibles (*Essentials*) del magnetismo, que culminaron con la generación de una aproximación teórica.
RESULTADOS	Se determina pues, que la EOMs es una herramienta válida y fiable medida de los aspectos determinantes que constituyen los magnéticos ambientes de trabajo en los servicios de enfermería hospitalario, sobretodo los considerados imprescindibles para la productividad y la calidad de los cuidados.

2. REVISING THE ESSENTIALS OF MAGNETISM TOOL	
Kramer, M. Schmalenberg, C.	
ESTUDIO	Realizan una nueva investigación creando una escala para valorar el proceso de "percepción de la idoneidad del personal" (PAS). Se construyó una escala que midiese la presencia de los 6 sistemas de proporción de cuidados descritos por el personal de enfermería en los estudios previos sobre los DOM. Esta encuesta recibió el nombre de *"delivery system survey"* y fue incorporada al estudio de la EOMs.
RESULTADOS	Esta medición estadística permitió concluir que la escala PAS de 6 ítems es fiable, precisa y exacta. La escala permite diferenciar aquellos hospitales que tienen una excelente estructura de adecuación de personal de aquellos donde la calidad de dicha estructura no es tan rica o es desconocida. Uno de los resultados de la investigación apoya la opinión de que existen múltiples factores que afectan la percepción que tiene el personal de enfermería sobre el PAS y que estos factores necesitan tanto ser identificados como conocer sus efectos en la medición del PAS.

3. ESSENTIALS OF A PRODUCTIVE NURSE WORK ENVIRONMENT	
Kramer, M. Schmalenberg, C.	
ESTUDIO	Se analizan dos posibles indicadores de resultados recogidos en la escala EOM I: OJS (Overall job satisfaction) y QC (Nurse-assessed quality of care).
RESULTADOS	Las plantillas profesionales de enfermería designadas por poseer un excelente ambiente de trabajo puntúan significativamente más elevado en la escala EOM II. En los Hospitales Magnéticos, las enfermeras puntúan más alto en el indicador QC y en el OJS, que sus contrapartes en comparación. También se comprobó que los perfiles nacionales magnéticos (Magnet National Profiles) son útiles para ayudar a los hospitales aspirantes a alcanzar sus metas.

4. VALIDITY AND RELIABILITY OF THE TURKISH VERSION OF THE ESSENTIALS OF MAGNETISM SCALE (EOM II)	
Yildirim D, et. al.	
ESTUDIO	Se introduce la escala EOM II en Turquía con la intención de mejorar la eficiencia, efectividad, transparencia y calidad en sus sistemas de cuidados sanitarios, también la búsqueda de la reducción de costes en la provisión de los mismos. Previamente se realiza el proceso íntegro de validación de la misma a la lengua turca.
RESULTADOS	El estudio observa que existe una gran correlación entre la "satisfacción laboral enfermera" y el "apoyo de las enfermeras supervisoras-gestoras". Similar correlación existe entre la calidad de los cuidados prestados y la "idoneidad de la plantilla de enfermeras" junto con la "relación médico-enfermera" y el "control sobre la práctica enfermera". La conclusión del estudio se centra en afirmar que la EOM II es una herramienta válida y fiable para medir los ambientes de trabajo enfermeros en Turquía.

5. RURAL HOSPITAL NURSING: RESULTS OF A NATIONAL SURVEY OF NURSE EXECUTIVES	
Newhouse, Robin et. al.	
ESTUDIO	Investiga las características del contexto de los pequeños y grandes hospitales rurales norteamericanos, y describe las características del personal de enfermería que trabaja en ellos, así como determina si existen diferencias relacionadas con el ambiente laboral del personal de enfermería en sus diferentes servicios. El método utilizado se basó en la administración de la escala EOM II y también la escala NES (*Nursing Environment Survey).*
RESULTADOS	Se comprobó que los niveles más bajos de compromiso para garantizar la seguridad del paciente se da en los hospitales rurales pequeños. Este hecho se refleja en la escala de la fuerza de trabajo (EOM II), atribuyéndose un personal menor capacitado para guiar iniciativas de calidad y seguridad en los mencionados hospitales. Se concluye que existen algunas diferencias en cuanto a las características de los ambientes de trabajo enfermeros entre los hospitales rurales grandes y los pequeños.

6. MAGNET HOSPITAL ATTRIBUTES IN EUROPEAN HOSPITALS: A MULTILEVEL MODEL OF JOB SATISFACTION

Chen YM, Johantgen ME.

ESTUDIO	Se pronostica que al menos 2 hospitales europeos presentan los atributos de los Hospitales Imán. Se observa que los valores genéricos percibidos por el personal de enfermería son estables en el tiempo, a través de los diferentes marcos de práctica clínica y de las zonas geográficas. Los investigadores también analizaron las relaciones entre los atributos de los hospitales Imán y la satisfacción laboral entre el personal de enfermería, tanto a nivel individual como organizativo.
RESULTADOS	Las características de los Hospitales Magnéticos están asociadas con los ambientes laborales que dan apoyo a la práctica enfermera que conduce a un excelente calidad de los cuidados y mejores resultados de enfermería. El personal de enfermería que trabaja en hospitales con mayor "magnetismo" perciben una satisfacción laboral más elevada y menos niveles de síndrome de *burnout*. Además, las fuerzas magnéticas son más notables en los hospitales estudiados que ofrecen unos cuidados hospitalarios muy desarrollados.

7. IMPACT OF ORGANIZATIONAL ATTRIBUTES ON NURSE SATISFACTION IN HOME HEALTH.	
Mensik J.	
ESTUDIO	Trata de identificar (dentro de la escala EOM II) cuales son los 10 principales atributos organizacionales elegidos por las enfermeras en cuidados domiciliarios (*HHC RNs*). Una segunda fase de este estudio se dirigió a determinar los niveles de la EOM, así como también los niveles de satisfacción para cada una de las agencias proveedoras de servicios en HHC.
RESULTADOS	La satisfacción laboral en general presentó índices más elevados en aquellas profesionales trabajando para agencias privadas y menor en las agencias sin ánimo de lucro. En segundo lugar, hay diferencias en las puntuaciones obtenidas de la EOM respecto a ciertos atributos organizacionales, los cuales son mejor puntuados también en estas agencias propietarias. El estudio afirma que las agencias que puntuaron más elevadamente en la escala EOM poseen mejores niveles de satisfacción laboral. Específicamente, las agencias privadas demostraron mejores resultados significativos para los atributos de la escala que las agencias sin ánimo de lucro.

8. DESCRIBING ESSENTIALS OF MAGNETISM AND QUALITY IN HOMEHEALTH.	
Mensik J.	
ESTUDIO	Trata de determinar principalmente cual es el grado de percepción de los imprescindibles magnéticos existentes entre las enfermeras que se dedican a los cuidados domiciliarios. También se estudia la calidad de las Agencias dedicadas a la asistencia domiciliaria y sus puntuaciones en la escala EOM.
RESULTADOS	Se constata que 7 de 8 de los atributos de la EOM escogidos por las enfermeras en cuidados domiciliarios coinciden con los seleccionados por otras enfermeras de otros ámbitos asistenciales en estudios previos.

9. WANTED: ATTRACTIVE HOSPITALS FOR NURSES IN THE NETHERLANDS, AIMING FOR EXCELLENT PATIENT CARE

Fingal-Figaroa CJ

ESTUDIO	Se determinar la validez de la "*Dutch Essentials of Magnetism II*" como instrumento valido y fiable como apoyo a la escala de ambiente de trabajo del NWI. También se mide la percepción de las enfermeras sobre la calidad de su ambiente de trabajo asistencial en los hospitales holandeses mediante estos dos instrumentos (Dutch EOM II i NWI).
RESULTADOS	Las conclusiones del estudio son que ambos instrumentos son válidos y aptos para la medición del fenómeno investigado aunque sus resultados pudieron variar un poco. La investigación también concluye que las enfermeras holandesas todavía no están de acuerdo en que los atributos necesarios para la buena práctica profesional valorados en la EOM II estén presentes en sus actuales puestos de trabajo.

10. VALIDATION OF THE ESSENTIALS OF MAGNETISM II IN CHINESE CRITICAL CARE SETTINGS

Bai J, Hsu L, Zhang Q.

ESTUDIO	Se traduce y se validan las propiedades psicométricas de la escala EOM II para el contexto profesional enfermero chino, concretamente en un servicio de reanimación y cuidados intensivos.
RESULTADOS	Se constata que 8 subescalas de la C-EOM II tienen una correlación significativamente positiva unas con otras. Además, la puntuación para las subescalas OJS y QC están significativamente correlacionadas con la satisfacción laboral (al igual que otros muchos estudios anteriores han demostrado). Se concluye que la C-EOM II posee una validez y que sus características reflejan apropiadamente la EOM II; por tanto, puede medir fiablemente los efectos de las intervenciones que intentan mejorar los entornos laborales de las plantillas de enfermería.

11. REVIEW OF MAGNET HOSPITAL RESEARCH: FINDINGS AND IMPLICATIONS FOR PROFESSIONAL NURSING PRACTICE	
Scott, JG, Sochalski J, Aiken L.	
ESTUDIO	Se sintetiza la investigación en hospitales magnéticos que describe y evalúa la práctica profesional enfermera en estas instituciones. Se Identifican las áreas sujetas a los mencionados atributos para futuras investigaciones en modelos de enfermería profesional en las actuales instituciones sanitarias.
RESULTADOS	Se concluye que las características principales de los hospitales que consiguen mantener elevados índices de captación y mantenimiento de profesionales enfermeros son la satisfacción profesional y la productividad. Se confirma que las percepciones comunes sobre los atributos que constituyen un ambiente profesional asistencial han sido eficazmente establecidos a través de las investigaciones. Se afirma que los cambios en las estructuras organizativas y sobretodo en cuanto a la financiación de los cuidados en salud, pueden minar considerablemente el rol profesional enfermero y la influencia de la figura de la enfermera en los hospitales.

Tabla 18. Tabla-resumen de resultados de la lectura crítica.

Tabla de calidad de los estudios revisados

AUTOR	Kramer	Kramer 2a	Kramer 2b	Kramer 3	Yildirim	Newhouse
1. ¿Ha sido el estudio evaluado por revisores?	SI	SI	SI	SI	SI	SI
2. ¿El resumen contiene toda la información relevante pertinente?	SI	SI	SI	SI	SI	SI
3. ¿Se considera la muestra del estudio suficiente?	SI	SI	SI	SI	SI	SI
4. ¿Tiene el estudio asignación aleatoria?	SI	SI	SI	SI	SI	SI
5. ¿La calidad del estudio es elevada?	SI	SI	SI	SI	SI	SI
6. ¿Se ha aplicado el análisis estadístico apropiado?	SI	SI	SI	SI	SI	SI
7. ¿Ha sido probada la validez y consistencia de la escala EOM/EOM II en el país donde se realizó el estudio?	SI	NO	NO	SI	SI	SI
PUNTUACIÓN TOTAL	**7**	**6**	**6**	**7**	**7**	**7**

AUTOR	Chen	Mensik 2	Mensik 1	Fingal	Bai
1. ¿Ha sido el estudio evaluado por revisores?	SI	SI	SI	SI	SI
2. ¿El resumen contiene toda la información relevante pertinente?	SI	SI	SI	SI	SI
3. ¿Se considera la muestra del estudio suficiente?	SI	SI	SI	SI	SI
4. ¿Tiene el estudio asignación aleatoria?	SI	SI	SI	SI	SI
5. ¿La calidad del estudio es elevada?	SI	SI	SI	SI	SI
6. ¿Se ha aplicado el análisis estadístico apropiado?	SI	NO	SI	SI	SI
7. ¿Ha sido probada la validez y consistencia de la escala EOM/EOM II en el país donde se realizó el estudio?	NO	SI	SI	SI	SI
PUNTUACIÓN TOTAL	**6**	**6**	**7**	**7**	**7**

Tabla 19. Tabla de calidad de los estudios revisados.

5. CONCLUSIONES

- La escala *Essentials of Magnetism* EOM I / EOM II es una herramienta fiable y estable que debidamente validada al contexto sociocultural y lingüístico en cuestión, produce información científica sobre los atributos de los ambientes profesionales enfermeros.

- La escala *Essentials of Magnetism* EOM I / EOM II es una herramienta que permite aumentar la calidad de los cuidados proporcionados en contextos sanitarios, no solo hospitalarios.

- La escala *Essentials of Magnetism* EOM I / EOM II es una herramienta válida para valorar los entornos sanitarios de praxis enfermera en la atención primaria y atención domiciliaria.

- La escala *Essentials of Magnetism* EOM I / EOM II es una herramienta -que una vez traducida a la lengua castellana y validada- podrá utilizarse para el estudio de los entornos de práctica profesional enfermera del sistema sanitario español.

- Un entorno laboral excelente es aquel en el que el liderazgo enfermero provee las estructuras, prácticas y plantillas correctas para capacitar al personal de enfermería clínico a desempeñar correctamente su trabajo, así como a proporcionar los deseados cuidados enfermeros de elevada calidad.

- Las políticas referentes a personal y su estilo de gestión tiene una fuerte correlación con la predicción de la satisfacción laboral.

- La medición de los entornos para la práctica profesional existentes en las instituciones sanitarias, podrá facilitar a los gestores de las mismas optimizar la praxis profesional.

6. LÍNEAS DE INVESTIGACIÓN FUTURAS

En la actualidad, y cada vez más a menudo, en los distintos ámbitos de gestión enfermera se trabaja con la consciencia de que la aplicación del modelo de acreditación magnético y sus fuerzas de magnetismo mejoran considerablemente los resultados en salud a nivel global. Pero el concepto*Magnet*®todavía sigue siendo una teoría desconocidaporgran parte de los profesionales de enfermería que trabajan en esferas asistenciales y por los órganos de organización y gestión de los servicios sanitarios.

Una mirada hacia la que dirigirse cuando desde estas esferas tratan de lograr una mayor fidelización de los trabajadores respecto a la empresa y mayor satisfacción del personal titulado de enfermería, sería la valoración de los esenciales magnéticos en nuevos ámbitos todavía por explorar. Nos referimos al estudio de los entornos, no solo ligados a la atención primaria y cuidados a domicilio, sino también otros como son las residencias geriátricas, unidades de salud mental e incluso centros de carácter sociosanitario como los centros de día o centros de asistencia a la dependencia.

Es necesario iniciar y desarrollar nuevas investigaciones de entornos de práctica profesionalpara valorar los grados de autonomía clínica enfermera, las relaciones interdisciplinares entre profesionales del sector, así como aspectos de organización laboral tales como la rotación, absentismo y vacantes de los equipos. Con ello, no solo conseguiremos unos niveles de satisfacción laboral y desarrollo profesional de calidad a nuestras enfermeras, sino que además, avanzaremos en la aplicación de planes de cuidados de enfermería excelentes.

7.ANEXOS

ANEXO A: Essentials of Magnetism Scale. Kramer & Schmalenberg (2004).

Please read the whole list first. Then, Check the ten (10) items most important to you in giving quality care.
____1. Low turnover of RNs compared to national average. ____2. High importance and status of nurses in this agency. ____3. The highest nurse executive has a strong position in the hierarchy of the agency. ____4. Well-prepared and qualified nurse executives. ____5. Concern for the patient is paramount in this agency. ____6. Control over nursing practice and practice environment. ____7. An agency is always willing to try new things. ____8. Good RN-MD relationships, established mechanisms of communication. ____9. Low use of pool, traveling, or registry nurses to equalize staffing within the agency. ___10. RN to LPN ratio is reasonable. ___11. Participative management style. ___12. Management development is emphasized. ___13. Decentralized organizational structure; i.e., structural flatness ___14. Nurse involvement in the overall administration. ___15. Adequate nurse staffing. ___16. Problems are solved by getting a few people together, swift action, and follow-up. ___17. Flexible work scheduling, self-scheduling. ___18. Competence-based clinical ladders. ___19. Working with other nurses who are clinically competent. ___20. RNs are salaried (not paid hourly). ___21. People are very enthusiastic about their work. ___22. High productivity and high performance expectations. ___23. Shared governance model. ___24. Salary decompression (i.e., the ceiling of salaries for experienced nurses is raised). ___25. Self contained units (i.e., specialty units such as an IV team, Paediatric team). ___26. In-service/CE Education opportunities and support for education are available. ___27. Preceptorships/internships are available for new graduates/new hires. ___28. Supportive nurse managers and supervisory personnel. ___29. Availability of specialist advise such as advanced practice nurses/CNSs. ___30. Nurse autonomy and accountability in making decision within area of competence. ___31. Professional practice models for delivery of care such as primary nursing. ___32. Adequate support services (other departments such as intake, pharmacy, HME). ___33. Emphasis on the teaching responsibilities of staff. ___34. Planned orientation of staff/new hires. ___35. Continued competency in nursing practice is stressed. ___36. Emphasis on career development and career opportunities. ___37. RNs are responsible for the work of the aides and LPNs.

ANEXO B: Traducción al castellano de la escala EOM. Propuesta de los autores.

____1. Low turnover of RNs *(REGISTERD NURSING) compared to national average.
BAJO INTERCAMBIO DE PERSONAL ENFERMERO EN COMPARACIÓN A LA MEDIA NACIONAL
____2. High importance and status of nurses in this agency.
ELEVADA IMPORTANCIA Y ESTATUS ENFERMERO EN ESTA AGENCIA
____3. The highest nurse executive has a strong position in the hierarchy of the agency.
EL CARGO MÁS ELEVADO ENTRE LAS SUPERVISORAS POSEE UNA FUERTE POSICIÓN EN LA JERARQUÍA DE LA EMPRESA
(La enfermera ejecutiva se podría traducir como cargo propio en nuestro sistema sanitario a la que conocemos como SUPERVISORA; corresponde a una enfermera sénior con posiciones de líder encargada de políticas de organización y gestión sanitaria).
____4. Well-prepared and qualified nurse executives.
SUPERVISORAS CUALIFICADAS Y CON BUENA PREPARACIÓN
____5. Concern for the patient is paramount in this agency.
TODO LO CONCERNIENTE AL PACIENTE ES DE SUMA IMPORTANCIA EN NUESTRA AGENCIA
____6. Control over nursing practice and practice environment.
CONTROL SOBRE LA PRAXIS ENFERMERA Y EL MEDIO ASISTENCIAL
____7. An agency is always willing to try new things.
UNA AGENCIA SIEMPRE ESTÁ DISPUESTA A PROBAR NUEVOS RECURSOS
____8. Good RN-MD *(MEDICINE DOCTORS) relationships, established mechanisms of communication.
BUENAS RELACIONES ENTRE RN-MD ESTABLECIDAS POR MECANISMOS DE COMUNICACIÓN
____9. Low use of pool, traveling, or registry nurses to equalize staffing within the agency.
ESCASO USO DE LA PRIMA DE MOVILIDAD O REGISTRO DE ENFERMERAS CON LA INTENCIÓN DE EQUIPARAR LA PLANTILLA DENTRO DE LA AGENCIA
___10. RN to LPN ratio is reasonable.
LA RATIO RN/LPN ES RAZOABLE
___11. Participative management style.
ESTILO DE GESTIÓN PARTICIPATIVO
___12. Management development is emphasized.
SE ENFATIZA EL DESARROLLO EN LA GESTIÓN
___13. Decentralized organizational structure; i.e., structural flatness
ESTRUCTURA ORGANIZATIVA DESCENTRALIZADA, EN OTRAS PALABARAS, PLANICIDAD DE LAS ESTRUCTURAS
___14. Nurse involvement in the overall administration.
PARTICIPACIÓN DE LA ENFERMERÍA EN LA TOTALIDAD DE LA ADMINISTRACIÓN
___15. Adequate nurse staffing.
SUFICIENTE PLANTILLA ENFERMERA
___16. Problems are solved by getting a few people together, swift action, and follow-up.
LOS PROBLEMAS SE SOLUCIONAN CON LA ARTICULACIÓN DE PEQUEÑOS GRUPOS, ACTUACIONES RÁPIDAS Y POSTERIOR SEGUIMIENTO.
___17. Flexible work scheduling, self-scheduling.
PLANIFICACIÓN DEL TRABAJO FLEXIBLE, PROGRAMACIÓN AUTÓNOMA
___18. Competence-based clinical ladders.
COMPETITIVIDAD BASADA EN ESCALAS CLÍNICAS
___19. Working with other nurses who are clinically competent.
TRABAJO CON OTRAS ENFERMERAS CLÍNICAMENTE COMPETENTES
___20. RNs are salaried (not paid hourly).
RN ASALARIADAS (NO PAGADAS POR HORAS)
___21. People are very enthusiastic about their work.
LA GENTE ES MUY ENTUSIASTA EN SU TRABAJO
___22. High productivity and high performance expectations.
ELEVADA PRODUCTIVIDAD Y ELEVADAS EXPECTATIVAS DE RENDIMIENTO

___23. Shared governance model.
MODELO DE GESTIÓN COMPARTIDO
___24. Salary decompression (i.e., the ceiling of salaries for experienced nurses is raised).
DESCOMPRESIÓN SALARIAL, EN OTRAS PALABRAS, SE INCREMENTA EL TECHO SALARIAL PARA LAS ENFERMERAS CON EXPERIENCIA
___25. Self contained units (i.e., specialty units such as an IV team, Pediatric team).
UNIDADES AUTÓNOMAS, EN OTRAS PALABRAS, UNIDADES ESPECIALES COMO EQUIPOS DE IV, EQUIPOS PEDIÁTRICOS.
___26. In-service/CE Education opportunities and support for education are available.
SE DISPONE DE OPORTUNIDADES Y APOYOS EDUCATIVOS EN EL SERVICIO
___27. Preceptorships/internships are available for new graduates/new hires.
DISPOSICIÓN DE PROGRAMAS DE MENTORES PARA NUEVOS GRADUADOS O POSTGRADUADOS Y NUEVOS CONTRATOS
___28. Supportive nurse managers and supervisory personnel.
COMPRENSIÓN Y APOYO POR PARTE DE LAS ENFERMERAS JEFE Y PERSONAL DE SUPERVISIÓN
___29. Availability of specialist advise such as advanced practice nurses/CNSs.
SE DISPONE DE CONSEJO ESPECIALIZADO COMO EL DE LAS ENFERMERAS ASISTENCIALES "AVANZADAS"
___30. Nurse autonomy and accountability in making decision within area of competence.
RESPONSABILIDAD Y AUTONOMÍA ENFERMERA EN LA TOMA DE DECISIONES DENTRO DEL ÁREA DE COMPETENCIAS
___31. Professional practice models for delivery of care such as primary nursing.
MODELOS DE PRÁCTICA PROFESIONAL PARA PROPORCIONAR CUIDADOS COMO LA ENFERMERÍA PRIMARIA
___32. Adequate support services (other departments such as intake, pharmacy, HME) *(HME=HOME MEDICAL EQUIPMENT)
SUFICIENTES SERVICIOS DE APOYO (OTROS DEPARTAMENTOS COMO PROVEEDORES, FARMACÍA.)
___33. Emphasis on the teaching responsibilities of staff.
ÉNFASIS EN LA ENSEÑANZA Y APRENDIZAJE DE LA PLANTILLA
___34. Planned orientation of staff/new hires.
ORIENTACIÓN PLANIFICADA PARA LA PLANTILLA Y NUEVOS CONTRATOS
___35. Continued competency in nursing practice is stressed.
SE ACENTÚA LA CONTINUIDAD EN LAS COMPETENCIAS ENFERMERAS
___36. Emphasis on career development and career opportunities.
ENFASIS EN EL DESARROLLO Y OPORTUNIDADES PROFESIONALES
___37. RNs are responsible for the work of the aides and LPNs.
RNS SON RESPONSABLES DE SU TRABAJO CON INDEPENDENCIA DE OTROS PROFESIONALES.

8. BILBIOGRAFÍA Y WEBGRAFÍA

- Abad E, Calderón C, Castillo MD, Pujalte ML, Ruzafa M. 2011. Lecturacrítica de unainvestigacióncualitativa en salud. www.murciasalud.es.

- Aiken LH, Patrician PA. 2000. Measuring organizational traits of hospitals: the Revised Nursing Work Index. NursingResearch. 49: 146-53.

- Aiken LH, Havens DS, Sloan D. 2000. The Magnet nursing services recognition program: A comparison of two groups of magnet hospitals. American Journal of Nursing. 100(3): 26-35.

- Beller EM, et.al. 2013. PRISMA for abstacts: Reporting systematic Reviews in Journal and Conference Abstracts. PLOS Medicine. Volume 10. Issue 4. e1001419. www.plosmedicine.org.

- Doménech, JM, Castelló JJ, Porta M. 2006. Requisitos de uniformidad para manuscritos enviados a revistas biomédicas: Redacción y preparación de la edición de una publicación biomédica. Comité Internacional de Editores de Revistas Médicas (ICMJE).

- Donabedian A. 1984. La calidad de la atenciónmédica. Definición y métodos de evaluación.Edicionescientíficas. La prensaMédica Mexicana.

- Flynn L, Carryer J, Budge C. 2005. Organizational attributes valued by hospital, home care, and district nurses in the United States and New Zealand. Journal of Nursing Scholarship. 37(1): 67-72.

- Gea V, Riera JR. Modelo de acreditación Magnet®. ¿Son posibles los centros de saludmagnéticos? Abstract Congreso AEC. Artículo no publicado.

- Jinbing B, Lily H, Qing Z. 2013. Validation of the Essentials of Magnetism II in Chinese critical care settings. British Association of CriticalCare Nurses. doi: 10.1111/nicc.12041.

- Kramer M, Hafner LP. 1989. Shared values: impact on staff nurse job satisfaction and perceived productivity. NursingResearch. 38:172-7.

- Lacey, S, et. al. 2006. Nursingsupport, workload and intent to stay in magnet, magnetaspiring and non-magnethospitals. TheJournal of NursingAdministration.37: 199-205.

- Lake, ET. 2002. Development of thePracticeEnvironment Scale of theNursingWorkIndex. Research in Nursing&Health. 25: 176-188.

- Marek, KD. 1997. Measuring the effectiveness of nursing care. Outcomes management for Nursing Practice. 1 (1): 8-13.

- Martínez-Villannueva, P. Programa de lecturacríticaCASPe. http://cv.aula-salud.com.

- McClure M, Poulin M, Sovie M &Wandelt M. 1983. Magnet Hospitals: Attraction and Retention of Professional Nurses. American Academy of NursingTaskForceonNursingPractice in Hospitals. American Nurses Association, Kansas City, MO.

- Melchior MEW, Halfens RJG, Abu-Saad HH, Philipsen H, Van Den berg AA &Gassman. 1999. The effects of primary nursing on work-related factors. Journal of Advanced Nursing. 29 (1): 88-96.

- Nurse Credentialing. www.nursecredentialing.org

- Shirey MR. 2005. Celebrating certification in nursing: forces of magnetism in action. NursAdm Q. 29(3): 245-53.

- Spilsbury K, Meyer J. 2001. Defining the nursing contribution to patient outcome: lessons from a review of the literature examining nursing outcomes, skill mix and changing roles. Juornal of Clinical Nursing. 10: 3-14.

- Wolf GA, Greenhouse PK. 2006. A road map for creating a Magnet work environment. J Nurs Adm.36(10): 458-62.

More Books!

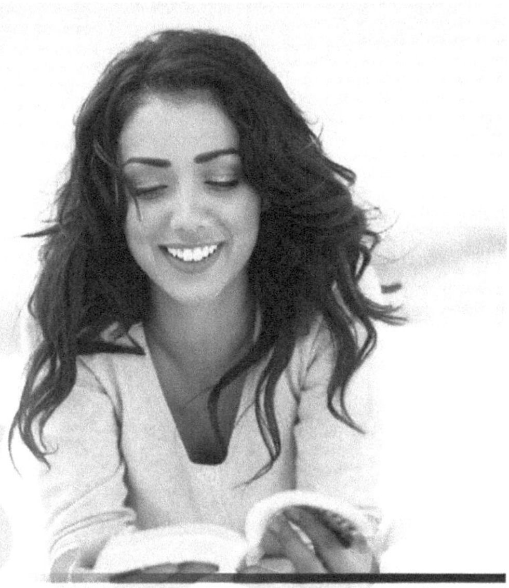

yes

I want morebooks!

Buy your books fast and straightforward online - at one of the world's fastest growing online book stores! Environmentally sound due to Print-on-Demand technologies.

Buy your books online at

www.get-morebooks.com

¡Compre sus libros rápido y directo en internet, en una de las librerías en línea con mayor crecimiento en el mundo! Producción que protege el medio ambiente a través de las tecnologías de impresión bajo demanda.

Compre sus libros online en

www.morebooks.es

OmniScriptum Marketing DEU GmbH
Heinrich-Böcking-Str. 6-8
D - 66121 Saarbrücken
Telefax: +49 681 93 81 567-9

info@omniscriptum.com
www.omniscriptum.com

OMNIScriptum

FSC
www.fsc.org
MIX
Papier | Fördert
gute Waldnutzung
FSC® C083411

Kolibri 360 GmbH
Ferdinand-Jühlke-Straße 7
99095 Erfurt, Deutschland
produktsicherheit@kolibri360.de

Druck:
CPI Druckdienstleistungen GmbH
im Auftrag der
Kolibri 360 GmbH
Ferdinand-Jühlke-Str. 7
99095 Erfurt